Dieta de Alimentos Crudos

Guía Paso a Paso Con Recetas Fáciles De Seguir Para Perder Peso Rápidamente y Comer Sanamente

John Carter

Derechos de Autor del Texto © John Carter

Descargo de Responsabilidad:

Tome en cuenta que la información contenida en este documento es solo para fines educativos y de entretenimiento. Se han realizado todos los intentos para proporcionar información precisa, actualizada, confiable y completa. No hay garantías de ningún tipo expresadas o implícitas. Los lectores reconocen que el autor no participa en la prestación de asesoramiento legal, financiero, médico o profesional. Al leer este documento, el lector acepta que bajo ninguna circunstancia el autor es responsable de las pérdidas, directas o indirectas, en que se incurra como resultado del uso de la información contenida en este documento, incluyendo, sin que se limite a: errores, omisiones o inexactitudes.

Aviso Legal:

Este libro está protegido por derechos de autor. Esto es sólo para uso personal. No puede modificar, distribuir, vender, usar, citar o parafrasear ninguna parte o el contenido de este libro sin el consentimiento del autor o propietario de los derechos de autor. Se emprenderán acciones legales si se infringe.

La información proporcionada en este documento se considera veraz y coherente, ya que cualquier responsabilidad, relacionada con la falta de atención o de otro tipo, por el uso o abuso de cualquier política, proceso o dirección contenida en este documento es responsabilidad exclusiva y total del lector receptor. Bajo ninguna circunstancia se hará responsable legal o legalmente al editor por cualquier reparación, daños o pérdida monetaria debida a la información aquí contenida, directa o indirectamente. Los autores respectivos son propietarios de todos los derechos de autor no mantenidos por el editor.

El autor no es un profesional con licencia, médico o profesional médico y no ofrece tratamiento médico, diagnósticos, sugerencias o asesoramiento. La información presentada en este documento no ha sido evaluada por la Administración de Drogas y Alimentos de los EE. UU., Y no está destinada a diagnosticar, tratar, curar o prevenir ninguna enfermedad. Se debe obtener la autorización médica completa de un médico con licencia antes de comenzar o modificar cualquier programa de dieta, ejercicio o estilo de vida, y se debe informar al médico de todos los cambios nutricionales. El autor no asume ninguna responsabilidad ante ninguna persona o entidad por cualquier responsabilidad, pérdida, daño o muerte causada o supuestamente causada directa o indirectamente como resultado del uso, aplicación o interpretación de la información presentada en este documento.

CONTENIDO

CAPÍTULO 1: ¿POR QUÉ COMER ALIMENTOS CRUDOS?.. 13

CAPÍTULO 2: CAMBIANDO A UNA DIETA DE ALIMENTOS CRUDOS 21

CAPÍTULO 3: TODO SOBRE LA COMIDA CRUDA 27

CAPÍTULO 4: PREPARANDO UNA COCINA DE ALIMENTOS CRUDOS 34

CAPÍTULO 5: COCCIÓN DE ALIMENTOS CRUDOS 39

CAPÍTULO 6: RECETAS 42

CONCLUSIÓN 177

INTRODUCCIÓN AL CONSUMO DE ALIMENTOS CRUDOS

Cada vez que veas las noticias, leas una revista, navegues por Internet o leas el periódico, una cosa está clara: nos preocupa nuestra salud. Hay varias formas diferentes de lograr un mejor estado de salud. Puedes realizar cambios en la dieta y el estilo de vida que te permitan alcanzar tus metas. Pero desafortunadamente, a menudo recurrimos a dietas de moda y ejercicio extremo para lograr lo que creemos que es un estado normal de salud.

Bueno, hacer cosas extremas no es necesariamente bueno para ti. El cuerpo es una máquina muy compleja. Toma los nutrientes adecuados para que funcione de manera óptima. Nuestras dietas modernas son deficientes en muchos de estos nutrientes y hace que sea difícil alcanzar el nivel de salud que realmente queremos. Incluso una dieta que sea saludable según ciertos estándares puede no contener todo lo que necesitamos. Es decir, a menos que consumamos una gran cantidad de alimentos crudos para compensarlo.

Una de las mejores maneras de vivir un estilo de vida saludable es hacer el cambio y comer una dieta compuesta principalmente de alimentos crudos. Esto incluye cualquier alimento que esté en su estado crudo. Debido a que los alimentos crudos contienen una gran cantidad de nutrientes, especialmente si los alimentos crudos también son orgánicos, pueden ayudar a resolver ciertos problemas de salud como la obesidad y las enfermedades del corazón y hacer que vivas una vida llena de energía y libre de enfermedades.

Las celebridades también han adoptado esta forma de comer. De hecho, esta es una dieta que innumerables celebridades, como Alicia Silverstone, han respaldado en el pasado. Se enteran, lo intentan y deciden que es una de las dietas más saludables que existen. De hecho, la mayoría de las personas que disfrutan de la dieta de alimentos crudos están convencidas de que es responsable de su mayor energía y mejor salud. Todo lo que tienes que hacer es leer los hechos y luego intentarlo. La energía resultante y el mejor estado de salud son ciertamente suficientes para convencerte.

¿QUÉ SIGNIFICA COMER ALIMENTOS CRUDOS?

Una dieta de alimentos crudos es aquella que contiene principalmente alimentos que están en su forma cruda. La comida se puede calentar hasta cierto punto, pero no si alcanza los 116 grados Fahrenheit. Esto se debe a que las altas temperaturas pueden destruir los nutrientes y otras cosas que hacen que la dieta sea tan saludable.

Sin embargo, algunas personas creen erróneamente que la dieta de alimentos crudos no contiene alimentos cocidos. Esto no es cierto porque algunos especialistas en alimentos crudos comen una dieta con tan solo 60% de alimentos crudos y tanto como 100%. Las personas que son nuevas comiendo una dieta de alimentos crudos pueden optar por quedarse en el extremo inferior. A medida que se dan cuenta de lo útil que es realmente esta dieta para su salud, pueden aumentar la cantidad de alimentos crudos en su dieta. Esta es una buena noticia para ellos porque algunas personas quieren hacer el cambio pero no están dispuestas a irse por el "pavo frío". Quieren algo gradual. Además, cambiar a una dieta de alimentos crudos de una sola vez puede no ser bueno para su sistema digestivo. Necesitas darle al cuerpo el tiempo adecuado para adaptarse a la nueva forma de comer.

A pesar de eso, esta es una dieta deseable de muchas maneras. Los alimentos pueden ser increíblemente diversos porque hay muchos chefs creativos que han preparado algunas recetas realmente creativas .Y piénsalo. Desde la infancia nos han dicho que comamos nuestras frutas y vegetales. Cuando hacemos dieta, una de las primeras cosas que hacemos es buscar los vegetales crudos como una merienda porque son abundantes, satisfacen y son bajos en calorías. Es interesante ver cómo las cosas que las personas nos decían en la infancia se han hecho realidad: no eran mitos. Los alimentos crudos realmente son buenos para ti.

Algunos especialistas en alimentos crudos practican lo que se conoce como veganismo crudo: respaldan una dieta basada completamente en plantas. Otros comen cosas como carnes crudas, pescado crudo, huevos crudos, productos lácteos no pasteurizados y no homogeneizados, además de los alimentos vegetales crudos. Sin embargo, es importante tener en cuenta que hay que tener mucho cuidado al preparar este tipo de dieta. Algunos alimentos pueden ser dañinos cuando se comen crudos. Sin embargo, vamos a repasar eso más tarde.

COMIENDO CRUDO - LO BÁSICO

Para seguir una dieta de alimentos crudos, se debe tener cuidado de que más de la mitad, o al menos el sesenta por ciento, de todos los alimentos que consumas deban estar en su estado natural. Si este es un estilo de vida que estás considerando, ten esto en cuenta cuando hagas el cambio o pienses en hacer el cambio.

- Una dieta de alimentos crudos debe incluir poca o ninguna comida cocinada. De hecho, los alimentos pueden calentarse, pero la cantidad no es mucha. Si quieres comer una dieta de alimentos crudos puros, nada se puede cocinar.

- Ser vegano es una elección opcional, adicional. Sin embargo, a pesar de que algunos alimentos de origen animal están permitidos, ciertamente es más fácil comer una dieta completamente vegetal. Es por eso que la mayoría de los que comen crudos son en realidad vegetarianos y algunos incluso son veganos completos.

- Comer alimentos orgánicos es otra forma de aumentar los beneficios de la dieta de alimentos crudos. Esto es porque los alimentos orgánicos son mucho más altos en nutrientes.

- Otra gran cosa acerca de la dieta de alimentos crudos es que no hay muchos alimentos de conveniencia que contribuyan a los beneficios para la salud. Sin embargo, puedes encontrar alimentos envasados en la tienda. Estos son muy buenos para ti y no se consideran alimentos procesados en absoluto.

- Comer una dieta de alimentos crudos definitivamente te ahorra tiempo en la cocina porque no necesitarás preparar comidas elaboradas. Sin embargo, hay algunas recetas. Es solo que no hay muchas comidas complejas que se estén preparando. Esto te ahorra muchos problemas al preparar las comidas.

Por supuesto, si has estado siguiendo la dieta de alimentos crudos, estas son cosas que ya has experimentado. Esta es una dieta que, si se sigue correctamente y con la mentalidad correcta, puede beneficiar considerablemente tu vida y tu salud. Y si estás buscando hacer el cambio, es fácil de seguir, especialmente si eliges la ruta vegana.

LO QUE ESTE EBOOK CUBRIRÁ

Sí, es cierto que una dieta de alimentos crudos puede ser excelente para ti. Con la prevalencia de cosas como los mercados de agricultores, las tiendas de alimentos orgánicos y las comidas de alimentos crudos y los alimentos envasados disponibles en los restaurantes y en las tiendas de alimentos saludables, es más fácil que nunca hacer el cambio. Este libro electrónico te dirá todo lo que necesitas saber para adoptar el estilo de vida de los alimentos crudos. Cubrirá:

- Los beneficios de comer una dieta de alimentos crudos y por qué es bueno para ti. Como verás, hay muchos beneficios que podrían hacer que valga la pena hacer el cambio.

- Habla sobre los pasos necesarios para ayudar a alguien a realizar el cambio a una dieta de alimentos crudos. Son simples, pero hay algunos trucos que puede hacer para que la transición sea mucho más fácil.

- Una mirada más detallada de lo que son los alimentos crudos y cómo preparar una dieta balanceada con alimentos crudos.

- Cómo surtir tu cocina con una variedad de productos de alimentos crudos, así como el equipo de cocina necesario.

- Cubrirá las técnicas básicas de cocina necesarias para crear comidas crudas.

- Cómo planificar un menú completo de alimentos crudos mientras obtienes el equilibrio correcto de vitaminas, minerales y nutrientes para tu cuerpo.

- El eBook también incluye varias recetas de alimentos crudos para ayudarte a comenzar a consumir una dieta de alimentos crudos de inmediato.

A medida que leas este eBook, aprenderás cómo cambiar tu salud y tu vida con la dieta de alimentos crudos. Sin embargo, necesitas estar en el estado de ánimo adecuado. Este libro electrónico te ayudará a decidir si hacer el cambio es adecuado para ti y luego te guiará paso a paso.

Una vez que hagas el cambio para comer una dieta de alimentos crudos, sabrás que está haciendo algo que es bueno para tu salud. Si estás indeciso, intenta seguirlo durante una o dos semanas para ver si es algo que puedas cumplir. Si no lo es, considera reducir tu porcentaje. Incluso si no estás dispuesto a renunciar por completo a los alimentos cocidos, incluso una dieta de 60% de alimentos crudos puede ser beneficiosa. Esto se debe a que todavía obtendrás el beneficio de las enzimas adicionales y los nutrientes que están presentes en los alimentos crudos.

DIFERENTES TIPOS DE ALIMENTOS CRUDOS

También es importante entender que hay diferentes niveles de ser una persona que come crudo. Aquí están las opciones:

- Coma una dieta cruda al 100% que no incluya ningún alimento cocido.

- Sea un vegano de alimentos crudos donde el 100% de su dieta proviene de fuentes vegetales. Esto es opcional porque aún puede encontrar fuentes crudas de alimentos, como ostras crudas y leche cruda, directamente de la vaca.

- Ser un vegetariano de comida cruda en alguna forma. Los vegetarianos lacto-ovo solo comen alimentos de origen vegetal , así como lácteos y huevos. Recuerda que todos los productos lácteos y de huevo deben estar en su estado original. También puede comer solo productos lácteos y vegetales o solo huevo y alimentos vegetales.

- Comer una dieta parcial de alimentos crudos. Aún puede ser considerado alguien que come crudo comiendo mínimo un 60% de alimentos crudos. Esto es algo que es ideal para un principiante, pero también puedes querer seguir con esto exclusivamente a medida que adquieras más experiencia.

Estas son solo algunas de las cosas que debes tener en cuenta a medida que leas este libro electrónico y decidas hacer el cambio. Si no estás decidido si este es realmente el estilo de vida para ti, es posible que desees tener una dieta de alimentos crudos al 60% al principio y no preocuparte por omitir alimentos de origen animal por ahora. Siempre puedes hacer la transición a algo más dramático como una elección personal más adelante en tu travesía.

LOS CRÍTICOS DE LA DIETA DE ALIMENTOS CRUDOS

Para ser justos, también hay críticos de este tipo de comida. Por ejemplo, se ha dicho que las personas que viven en climas fríos no deben seguir una dieta de alimentos crudos. Algunas personas encuentran que comer todos los alimentos crudos no está de acuerdo con ellos. Otros no sienten que la dieta sea muy satisfactoria o sabrosa. Y aún otros no están convencidos de que todo el bombo sea cierto.

Otra cosa que preocupa a mucha gente es el hecho de que la dieta de alimentos crudos carece de variedad. Sí, puede preparar alimentos crudos en una variedad de recetas agradables. Pero la comida cocinada es parte de lo que hace que comer sea tan interesante. Los críticos de la dieta de alimentos crudos creen que los alimentos crudos deben consumirse, pero también está bien tener alimentos cocinados. También es importante entender que algunos alimentos, como los tomates, muestran un aumento en sus beneficios para la salud cuando se cocinan. Si se comen crudos, todavía son nutritivos, pero no tan nutritivos como podrían ser.

Sin embargo, este eBook se centrará en los beneficios, no en lo que dicen los críticos. El hecho es que comer alimentos crudos ha beneficiado a mucha gente y los ha hecho más saludables. Cuando tomes la decisión de cambiar o no a una dieta de alimentos crudos, o de seguir una dieta de alimentos crudos, ten en cuenta que no es para todos. Es importante consultar con tu médico antes de sufrir cambios drásticos.

Ten en cuenta que al hacer el cambio, puedes experimentar algunas molestias gástricas. A medida que tu cuerpo se adapte a una forma nueva y saludable de comer, estos síntomas deberían disminuir. Si no se van, deberías ver a un médico. Sin embargo, esta incomodidad puede minimizarse si los cambios se realizan de forma gradual, no dramática.

Recuerda que es importante consultar a un médico si decides hacer el cambio. Si tienes problemas de salud, es posible que desees controlar tu progreso. Además, algunas personas pueden no ser adecuadas para este tipo de dieta. Dependerá de ti y tu médico decidir qué quieres hacer.

CAPÍTULO 1: ¿POR QUÉ COMER ALIMENTOS CRUDOS?

Para algunos, comer una dieta de alimentos crudos puede sonar extraño. Se han acostumbrado a comer alimentos envasados y procesados durante toda su vida. Su idea de un vegetal es algo que se hierve en agua durante mucho tiempo, y el resultado final es algo que ni siquiera se parece al original. Su noción de fruta también es altamente procesada.

El estilo de vida de los alimentos crudos es uno que abarca la simple idea de comer una zanahoria cruda, o una manzana o naranja en su estado original. Si es orgánico eso agrega una bonificación extra. Y si la fruta o la verdura fue recogida solo horas o incluso minutos antes de comerla, eso es aún mejor.

Aparte del simple placer de comer alimentos crudos, también te brinda múltiples beneficios para la salud. Esa es la razón número uno por la cual las personas terminan haciendo el cambio, por su salud.

¿POR QUÉ LA DIETA DE ALIMENTOS CRUDOS ES TAN SALUDABLE?

Entonces, ¿cuáles son estos beneficios de los que las personas siguen hablando, de todos modos? En cierto modo, casi parece demasiado bueno para ser verdad. ¿Una dieta que se centra en los alimentos crudos puede ser tan buena para ti que existe gente en todo el mundo cantando sus alabanzas? Para las personas que lo siguen, la respuesta es definitivamente sí. Es tan bueno para ti como afirma la gente en gran medida porque el contenido de nutrientes en general de la dieta es mucho mayor.

La gente está haciendo el cambio constantemente debido a los beneficios para la salud. Pero antes de examinar cuáles son estos beneficios, es importante comprender exactamente *por qué* la dieta de alimentos crudos conlleva estos beneficios para la salud. Sí, los beneficios para la salud existen, pero es importante sopesar toda la información antes de decidir qué hacer.

¿POR QUÉ NO DISFRUTAR DE UNA DIETA OCCIDENTAL?

Eso es fácil. Es porque la dieta occidental típica no es comida para nosotros y la dieta se queda corta de muchas maneras. Los alimentos están sobre procesados y llenos de grasas saturadas dañinas y ácidos grasos trans. Cuando los alimentos están altamente procesados también tienden a ser altos en sodio.

Ambos pueden causar problemas de salud. La dieta de alimentos crudos no solo es baja en grasa, sino que contiene un equilibrio perfecto de minerales. Como la comida no se procesa, tampoco hay grasas trans y grasas saturadas.

Sin embargo, no todas las dietas occidentales son así. Por ejemplo, la dieta mediterránea es conocida también por ser saludable. Entonces, los críticos de la dieta de alimentos crudos dicen que hay otras formas de comer en el mundo que también pueden ser placenteras y beneficiosas. Es importante ponderar toda la información y que tomes tus propias decisiones.

SE TRATA DE LAS ENZIMAS

Una de las cosas que hacen que los alimentos crudos sean tan beneficiosos son las enzimas. Todos los alimentos vivos contienen enzimas. De hecho, nuestros propios cuerpos fabrican enzimas que ayudan en la digestión. Por ejemplo, la enzima lipasa ayuda al cuerpo a digerir las grasas y la enzima lactasa ayuda a nuestro cuerpo a digerir la leche. Aquellos que son intolerantes a la lactosa no tienen la capacidad en su cuerpo para producir la enzima lactasa, principalmente por razones genéticas.

No importa lo que nuestros cuerpos necesitan para digerir, una enzima que se produce en nuestros cuerpos es una parte crucial de ese proceso. El cuerpo está equipado con diferentes órganos que ayudan a fabricar estos órganos. Y a pesar de que estos órganos funcionan a lo largo de nuestras vidas, disminuyen la velocidad a medida que envejecemos. Esto significa que nuestros cuerpos pueden no estar produciendo todas las enzimas que necesitamos. No solo eso, sino que la dieta moderna es tradicionalmente dura para el sistema digestivo y tiene que trabajar horas extras para digerir los alimentos que comemos. Esto significa que debe trabajar duro para producir todas las enzimas necesarias.

Aquí es donde entran los alimentos crudos. Como ya tienen enzimas, ayudan a aliviar la presión sobre nuestros sistemas digestivos. Esto a su vez ayuda a que el sistema digestivo funcione a un nivel óptimo. También ayuda al cuerpo a conservar las enzimas y previene la drástica ralentización que experimenta el sistema digestivo a medida que envejecemos.

Sin embargo, cuando se cocinan los alimentos, las enzimas se destruyen en gran medida. Entonces, a menos que la comida esté cruda, no obtendremos el beneficio de las enzimas. Sí, podríamos complementar las enzimas, pero en general no es una buena idea obtener muchos de nuestros nutrientes de los suplementos. Conseguirlos de los alimentos es mejor para su salud.

Dos ejemplos principales de enzimas importantes que se encuentran en los alimentos son la papaína, que está en la papaya, y la bromelaína, que está en la piña. Ambos han demostrado mejorar la digestión y tienen otros beneficios para la salud, como ayudar a aliviar el dolor muscular. Las enzimas son importantes y cada vez más personas se están dando cuenta de lo poderosas que son en realidad.

Además, las enzimas no estarán por siempre. Técnicamente nuestros órganos que las producen estarán siempre intactos. Sin embargo, los órganos se ralentizan a medida que envejecemos, lo que significa que no siempre habrá muchas enzimas presentes. Si comemos alimentos crudos estaremos mejor.

Algunas personas creen que el envejecimiento no es más que el agotamiento de nuestras enzimas. Esa es otra razón por la cual las personas aman la dieta de alimentos crudos. Les ayuda a mantener su apariencia juvenil por mucho más tiempo. Incluso las dietas en el mundo que no se enfocan necesariamente en alimentos crudos contienen muchas frutas y verduras crudas por esta razón.

LOS ELEMENTOS CRUCIALES DE LOS ALIMENTOS SON A MENUDO DESTRUIDOS POR EL CALOR

El calor no solo destruye las enzimas importantes, sino que también afecta a algunos de los nutrientes que están presentes en los alimentos. Aunque las enzimas son un elemento importante, no son lo único que es importante.

- El agua se pierde durante el proceso de cocción porque la estructura de la célula se descompone, lo que hace que parte del agua se escape.

- Aproximadamente el cincuenta por ciento de la proteína presente en los alimentos también se descompone. Entonces, una taza de moras tiene aproximadamente 1 gramo de proteína. Si las moras fueran cocinadas, solo tendría 1/2 gramo de proteína después de que el proceso de cocción haya finalizado.

- Al menos la mitad del contenido de vitaminas y minerales de los alimentos que cocina se destruyen o se pierden por el calor. Por ejemplo, la vitamina C es altamente inestable y rara vez sobrevive al proceso de cocción. Además, se pierden decenas de minerales en el agua de cocción al cocer al vapor, hervir y blanquear alimentos.

Cuando alguien toma la decisión de comer alimentos crudos, mantiene intactas las reservas de enzimas de su cuerpo y también evita que los alimentos pierdan nutrientes vitales, vitaminas y minerales. Mantener estos alimentos presentes es una parte importante de estar saludable.

¿CUÁLES SON LOS BENEFICIOS DE LA DIETA DE ALIMENTOS CRUDOS?

Hemos discutido que los alimentos crudos tienen muchos beneficios para la salud. Estos beneficios para la salud son los que llevan a las personas a la dieta en primer lugar. Pero ¿qué son exactamente? Esta sección los examinará con más detalle.

LA DIETA DE ALIMENTOS CRUDOS AUMENTA TU ENERGÍA

Una cosa por la que es conocida la dieta de alimentos crudos es ayudar a las personas a sentirse más enérgicas. Cuando el cuerpo recibe el balance correcto de nutrientes y enzimas, hace que nuestros sistemas corporales funcionen aún mejor. La recompensa es que todo funcionará de manera más eficiente, lo que mejorará nuestros niveles de energía.

La dieta moderna, especialmente una que está llena de alimentos procesados, agota nuestros niveles de energía debido al costo que tiene el sistema digestivo. La dieta de alimentos crudos ayuda a esto porque agrega las enzimas y otros nutrientes de nuevo en tu cuerpo.

Verás, nuestros cuerpos están destinados a funcionar de cierta manera cuando se alimentan de todos los nutrientes adecuados. Esto es lo que hace que la dieta de alimentos crudos sea tan poderosa. Suministra la dieta de alimentos crudos con bastante facilidad. Esto significa que el cuerpo tiene la oportunidad de trabajar a su nivel óptimo porque le está dando los nutrientes que necesita.

BAJARÁ EL RIESGO DE ENFERMARSE DEL CORAZÓN

Las enfermedades del corazón son un gran problema en nuestra sociedad moderna. La mala alimentación y la falta de ejercicio aumentan el problema e incluso causan el problema en la mayoría de las personas. Si nos tomáramos el tiempo de cuidar nuestro cuerpo haciendo ejercicio y comiendo bien, el riesgo de enfermedad cardíaca se reduciría considerablemente.

La dieta de alimentos crudos está naturalmente equipada para ayudar a las personas a reducir su riesgo de enfermedad. Esto se debe a que no solo es una dieta principalmente vegetariana, sino que también contiene un mayor contenido de nutrientes y enzimas de lo normal. Debido a esto, el riesgo de enfermedades del corazón baja dramáticamente.

AYUDA A MEJORAR TU APARIENCIA GENERAL

Su piel, cabello y uñas son las cosas sobre tu apariencia que la mayoría de las personas notan sobre ti, especialmente el cabello y la piel. Esto es porque es la parte de tu cuerpo que la gente ve más. Cuando estés saludable, tu apariencia se verá de esa manera.

La dieta de alimentos crudos lo ayuda a verse mejor, ya que contiene un buen balance de nutrientes para ayudar a que tu piel, cabello y uñas se vean frescos y saludables. La piel se ve especialmente afectada porque si el cuerpo está lleno de toxinas y subproductos no saludables se mostrará en la piel. Dado que una dieta de alimentos crudos es realmente desintoxicante y no dañina, la piel se aclarará. Además, el cabello se volverá más brillante y las uñas se volverán más fuertes.

Todos sabemos que la piel clara, los ojos brillantes y el cabello fuerte y sano son deseables. Para conseguirlos solemos recurrir a los cosméticos. Esto puede ser costoso. Estamos utilizando cosméticos para suministrar lo que la naturaleza está dispuesta a darnos con los nutrientes adecuados. Nuestros cuerpos están diseñados para tener este aspecto atractivo, pero no lo aprovechamos con la suficiente frecuencia. Cuando comemos mal nuestra apariencia sufre. Se llega al punto en que incluso los cosméticos no ayudan. Necesitamos hacer el cambio: y rápido. La mejor manera de hacerlo es a través de la dieta de alimentos crudos, no productos de belleza caros.

PERDERÁS PESO CON LA DIETA DE ALIMENTOS CRUDOS

La dieta de alimentos crudos es naturalmente baja en grasas y calorías. Esto significa que definitivamente perderás peso mientras sigues la dieta. De hecho, las personas se sienten tan alentadas por la pérdida de peso y la forma en que la dieta les hace sentir que ni siquiera querrán volver a su antigua forma de comer. Además, comer ciertos alimentos crudos, como el apio, en realidad quema más calorías para digerir que la comida en sí, lo que significa que ésta tiene calorías negativas.

TU DIGESTIÓN MEJORARÁ

Las personas que siguen la dieta de alimentos crudos también experimentarán una mejor digestión. Esto tiene mucho que ver con las enzimas, pero también se debe al contenido relativamente alto en fibra de la dieta. La dieta occidental moderna agota el sistema digestivo y hace que trabaje demasiado. Dado que la dieta de alimentos crudos contiene enzimas propias, el sistema digestivo no necesita liberar muchas de sus propias enzimas. Esto conduce a una mayor eficiencia dentro del sistema digestivo. Si el sistema digestivo no funciona correctamente, realmente puede afectar tu salud.

EXPERIMENTARÁS UN ESTADO DE SALUD MEJORADO

En general, la dieta de alimentos crudos mejora tu estado de salud, en gran parte debido al alto contenido de nutrientes de la dieta, pero también a las enzimas. Una vez que el cuerpo tenga los nutrientes que necesita, todos los sistemas del cuerpo comenzarán a funcionar mucho mejor. El aumento de energía que se produce como resultado de esta creciente eficiencia ayuda a aumentar la salud general del cuerpo, especialmente durante un período de tiempo más prolongado, como varios meses o incluso varios años.

CAPÍTULO 2: CAMBIANDO A UNA DIETA DE ALIMENTOS CRUDOS

A estas alturas, debes tener una comprensión sólida de lo que es la dieta de alimentos crudos y lo que puede hacer por ti. Es posible que ya hayas tomado la decisión de probar la dieta. A pesar de que es bastante obvio lo que debes hacer para hacer el cambio (comer más alimentos crudos), hay un arte para hacer el cambio con éxito.

Verás, puede ser fácil empezar. Todo lo que necesitas hacer es comer frutas y vegetales, así como granos germinados y "panes" crudos especiales que se hacen con estos granos. Sin embargo, si el cambio se realiza incorrectamente, puedes perder la motivación o experimentar malestar gástrico. Ambas cosas pueden ser desalentadoras.

Si estás indeciso sobre si deseas o no cambiar a una dieta de alimentos crudos, puedes abordarlo de varias maneras. Primero, puede pensarlo más investigando y hablando con personas que siguen la dieta de alimentos crudos. También puedes dar el paso y comenzar a seguir los pasos enumerados a continuación para ayudarte a hacer la transición.

Después de la transición, puedes seguir la dieta durante varias semanas o meses (depende de ti) y ver cómo se sientes. Si te sientes bien, sería fácil continuar. Si no notas una diferencia o consideras que la dieta es demasiado difícil de seguir, puedes reducir el porcentaje de alimentos crudos que consumes o abandonar la dieta por completo. Sin embargo, incluso si dejas de seguir la dieta de alimentos crudos, puedes incorporar elementos de ella en tu ritual diario.

Ten en cuenta que no necesitas hacer el cambio de una vez. Puedes adaptar estos pasos para que sean tan dramáticos o graduales como quieras. Cambiar a una dieta de alimentos crudos es un viaje personal. A medida que avanzas en el proceso, descubrirás la rutina adecuada para tus necesidades.

Estos son los pasos que te ayudarán a hacer la transición a una dieta de alimentos crudos. Si los sigues, todo el proceso será mucho más suave. Si no haces las cosas para ayudar a que sea más fácil, las cosas puedes frustrarte con bastante rapidez. Mucha gente puede terminar de darse por vencida antes de intentarlo realmente. Sin embargo, con un poco de planificación, la transición se realizará sin problemas y podrás ver qué tan buena puede ser la dieta para ti. La clave es que realmente necesitas planificar o de lo contrario te sentirás frustrado.

PASO UNO: ¿CUÁLES SON TUS MOTIVOS?

El primer paso para cambiar a una dieta de alimentos crudos es asegurarte de que comprendes tus motivos para cambiar a una dieta de alimentos crudos. En este punto, es una buena idea comenzar un diario y hablar sobre cómo te sientes y por qué quieres hacer el cambio. Tal vez tienes un problema de salud que esperas resolver. O quizás solo lo estás haciendo para estar lo más saludable posible.

Al anotar claramente tus motivos, te ayudará a mantenerte motivado. En cierto modo, estos motivos también se convertirán en tus metas. Si tu motivo es la pérdida de peso, por ejemplo, puedes convertir eso en una meta al decir cuántas libras quieres perder y cuánto tiempo quieres que tome. Esta etapa te ayudará a comenzar el viaje de una manera positiva.

Sin tener en cuenta cuáles son tus motivos, podrías darte por vencido antes de que realmente le des una oportunidad a la dieta. La idea es mantenerte en ella el tiempo suficiente para ver realmente los resultados. Si te das por vencido demasiado pronto, no tendrás la experiencia positiva que esperaba. Esto no debería ser frustrante, debería ser positivo. Comprender tus motivos te ayudará con eso.

PASO DOS: ¿TIENES LA MENTALIDAD CORRECTA?

Cambiar a una dieta de alimentos crudos es algo que requerirá que adoptes una nueva forma de pensar. Para poder hacer el cambio con éxito, necesitas tener la mentalidad correcta. Es esencial.

En la sección anterior pasaste un tiempo descubriendo cuáles son tus motivos para abrazar este nuevo estilo de vida. Tu próximo paso es construir sobre eso y desarrollar una actitud positiva. Si estás entusiasmado con los cambios y te sientes positivo sobre lo que puedes lograr, será más probable que tengas éxito en esta nueva dieta.

La mentalidad correcta también te ayudará si estás empezando a sentirte desanimado. Solo recuerda cuáles son tus metas y presta atención a cómo te sientes a lo largo del proceso y te ayudará a mantenerte en un estado de ánimo positivo.

PASO TRES: PREPÁRATE

Este paso es quizás el más importante. Cuando decidas qué quieres lograr con la dieta de alimentos crudos y tengas el estado de ánimo adecuado, debes prepararte. Para muchos, hacer el cambio significa que tienes que adoptar una nueva forma de pensar.
Esto implica cosas como

- Recolectar recetas
- Proponer un plan de alimentación sólida
- Aprender los fundamentos de la dieta
- Desarrollar una estrategia para la compra de alimentos
- Determinar una estrategia para comer afuera

Es especialmente importante pasar por esta fase de planificación durante las primeras semanas de tu cambio. Si estás pasando a la dieta de alimentos crudos gradualmente, también puedes tomar nota de eso en tu planificación.

PASO CUATRO: PREPÁRATE PARA EL ÉXITO

Cuando determines qué tipo de recetas y menús vas a cocinar, es importante preparar tu cocina para que se ajuste a una dieta de alimentos crudos. Al igual que con cualquier plan de alimentación, esto será la clave determinante del éxito.

- Si todos los miembros de tu familia están adoptando el estilo de vida de los alimentos crudos, elimina cualquier cosa que no forme parte de esta dieta.

- Llena la despensa y el refrigerador con una amplia gama de ingredientes de alimentos crudos. Esto incluye ingredientes básicos como brotes y granos crudos y también cualquier alimento empaquetado que encuentres en la tienda de alimentos saludables.

- También es una buena idea determinar si tienes el equipo de cocina adecuado para preparar comidas crudas. Esto hará tu vida más fácil y también hará que la preparación de las comidas sea mucho más divertida.

Repasaremos este paso con mayor detalle en el Capítulo 4 de este eBook. Tenga en cuenta que puedes hacer este paso tan simple o complejo como quieras. Tampoco es necesario comprar todo lo que necesitas de una vez.

PASO CINCO: MONITOREA EL PROGRESO

El último elemento crucial para hacer que el cambio a una dieta de alimentos crudos sea lo más exitoso posible es contar con un sistema que te ayude a controlar tu progreso. En el primer paso hablamos de preparar un diario. El diario puede estar en la forma que desees, pero si lo colocas en una carpeta de tres anillos, también puedes usar la carpeta para incluir tus recetas y menús.

Hay algunas cosas que debes seguir. Mante un registro de lo que comes a diario. También supervisarías cosas como el peso y la grasa corporal para asegurarte de que tu peso se mantenga en un nivel saludable. Al final de cada día, dedica algo de tiempo a hablar sobre cómo te sientes. Si tienes algún problema de salud, por ejemplo, habla acerca de cómo la dieta parece estar afectándote.

Esto te ayudará a mantenerte motivado a medida que avanzas en el proceso. Si tienes una forma tangible de medir tu progreso, ayudará a que sea un éxito aún mayor para ti.

PASO SEIS: ¡LO MÁS IMPORTANTE, ES QUE TE DIVIERTAS!

Cambiar a una dieta de alimentos crudos no debe ser solo esfuerzo y nada de disfrute. El proceso debe ser divertido y satisfactorio. La primera semana será la más desafiante porque aquí es donde se llevarán a cabo los cambios más dramáticos en tu dieta y estilo de vida. Una vez que termines la primera semana, será más fácil.

Por eso es importante que no te desanimes durante la primera semana. Cuando superas ese obstáculo, puedes relajarte un poco. Y una vez que te relajas, puedes aprender a divertirte. Después de todo, este es un momento emocionante. Te estás tomando el tiempo de tu apretada agenda para controlar tu salud.

Para mantener las cosas divertidas, ¿por qué no haces que sea un objetivo probar algunas recetas nuevas cada semana? Comer una dieta de alimentos crudos es más que comer palos de vegetales crudos y ensaladas todo el tiempo. En realidad, puedes lograr mucha variedad en tu dieta si te tomas el tiempo para probar cosas nuevas.

Además, los alimentos crudos se están volviendo cada vez más populares en la escena de restaurantes. Busca restaurantes en tu área que se centren en alimentos crudos o que ofrezcan una buena selección de comidas crudas. También puedes invitar a tus amigos y familiares a una comida saludable de alimentos crudos. Comparte con ellos tu nuevo estilo de vida y algunas recetas saludables y deliciosas. Esto hará que el proceso sea una experiencia positiva para ti y para todos los que lo rodean.

CAPÍTULO 3: TODO SOBRE LA COMIDA CRUDA

Como hemos cubierto en capítulos anteriores, los alimentos crudos son simplemente alimentos que no se han cocinado. Esto, sin embargo, no significa que tengan que estar completamente fríos. La comida puede ser calentada, pero solo un poco. Para que algo se clasifique como crudo y sin cocer, no se puede calentar nada por encima de los 116 grados Fahrenheit.

Ese es uno de los conceptos erróneos de la dieta de alimentos crudos. Cuando la gente aquí habla de ello, asume que toda la comida debe ser fría y crujiente. Sin embargo, se puede calentar. Simplemente no se puede calentar durante tanto tiempo hasta cocinarse. De lo contrario no se considerará crudo. Si la temperatura es demasiado alta, las enzimas y las vitaminas serán destruidas. Esta es una buena noticia para las personas que buscan obtener un poco más de variedad en su dieta.

Así que ahora, debes comprender exactamente qué es realmente la comida cruda. Pero es hora de entrar en más detalles para que puedas comenzar con su nuevo estilo de vida. Este capítulo explicará qué tipos de alimentos son aceptables en la dieta de alimentos crudos y también cómo hacer una buena elección de alimentos que conduzca a una dieta equilibrada.

¿QUÉ COMPONE UNA DIETA SANA DE ALIMENTOS CRUDOS?

Entonces, ¿cuáles son las cosas que las personas que siguen una dieta de alimentos crudos pueden comer ? Como se mencionó anteriormente, los requisitos son que los alimentos deben estar sin procesar y en su estado original, sin procesar. Es opcional, pero los alimentos se pueden calentar ligeramente, asegurándote de que no alcancen los 110- 116 grados, de lo contrario, comenzarán a destruir las enzimas, vitaminas y minerales.

Estas son solo algunas de las cosas que puedes disfruta en una dieta de alimentos crudos:

- Jugo exprimido fresco
- Frutas frescas y secas.
- Vegetales
- Vegetales marinos como el nori y el kelp.
- Nueces y semillas
- Granos, siempre y cuando no estén procesados.
- Legumbres y frijoles

Para hacer que ciertos alimentos como los granos y las legumbres sean aún más nutritivos y una mejor adición a la dieta de alimentos crudos, pueden germinarse empapándolos con agua. Por ejemplo, la mayoría de las legumbres se deben remojar al menos durante la noche, especialmente cuando están en su estado seco porque las hace más fáciles de digerir. Esto se debe a que empaparlos activa las enzimas que ayudan a ayudar al sistema digestivo mientras comes.

Es importante tener en cuenta, sin embargo, que crudo no siempre significa "saludable". Hay ciertos alimentos que no deben consumirse en estado crudo porque contienen elementos que algunos pueden considerar tóxicos. Antes de tomar la decisión de seguir completamente una dieta cruda, se debe tener cuidado de no enfermarse. Algunos alimentos a tener en cuenta y posiblemente ignorar por completo en su estado crudo incluyen:

- Trigo sarraceno
- Chirivías
- Huevos crudos
- Carne cruda, pollo y pescado.
- Frijoles
- Papas (solo si la carne debajo de la piel es verde)
- Brotes de alfalfa
- Yuca y harina de yuca
- Huesos de albaricoque

Puede haber otros, por lo que es una buena idea investigar primero los alimentos que está considerando comer.

Además, los alimentos crudos también pueden tener un alto contenido de bacterias y otras cosas que pueden causar intoxicación alimentaria. Ya que el calor destruye la mayoría de estos, algunos alimentos no deben consumirse crudos en absoluto, de lo contrario, lo enfermarán. Los alimentos como la carne, las aves, los huevos e incluso la leche te ponen en riesgo de intoxicación y otras enfermedades que provienen de los alimentos.

Sin embargo, no permitas que esta información te desanime a seguir una dieta de alimentos crudos. Solo mantente alejado de los alimentos mencionados anteriormente que pueden ser peligrosos cuando están crudos.

HACIENDO BUENAS OPCIONES DE ALIMENTOS

Al seguir una dieta de alimentos crudos, es importante que te tomes el tiempo para comer una dieta balanceada, que contenga todos los nutrientes adecuados para ayudar a mejorar su salud. Por supuesto, al comer alimentos saludables y ricos en nutrientes, es más fácil lograrlo que con la mayoría de las dietas.

Sin embargo, dado que una dieta de alimentos crudos es principalmente vegetariana, muchas de las deficiencias que enfrentan los vegetarianos también pueden ser un problema para los que comen crudo. Hay una forma de evitar esto, por supuesto, pero se necesita una planificación cuidadosa. Aquí hay algunas cosas a tener en cuenta.

OBTENER SUFICIENTE PROTEÍNA

Aunque los productos animales se consideran fuentes superiores de proteínas, hay muchas fuentes de proteínas excelentes en el reino vegetal. El objetivo es asegurarte de que consumas suficiente. Incluso las frutas y los vegetales tienen proteínas, por lo que se acumulan. Pero para asegurarse de que obtiene lo suficiente, es posible que desees asegurarte de tomar algunas porciones al día de algunos de estos alimentos ricos en proteínas:

- Nueces crudas y semillas (no asadas)
- Granos, especialmente ricos en proteínas como la quinua.
- Legumbres como las lentejas. Asegúrate de combinar estos con un grano para hacer una proteína completa.

A medida que sigas la dieta de alimentos crudos, asegúrate de que obtengas suficientes proteínas, cada vez será más fácil. Al principio, sin embargo, es posible que debas hacer un seguimiento de tus porciones de proteínas.

CUIDADO CON LA DEFICIENCIA DE HIERRO

Aunque el hierro que se encuentra en los alimentos de origen animal (llamado hierro hemo) es el más absorbible, el hierro no hemo o el hierro que está presente en las fuentes vegetales, también se absorbe bien, especialmente cuando se combina con alimentos con alto contenido de vitamina C.

Sin embargo, el hierro es un poco más escaso en las fuentes vegetales, por lo que debes asegurarse de que está consumiendo suficiente. La deficiencia de hierro puede causar fatiga y otros problemas. Entonces, si estás notando que tu nivel de energía no está mejorando, verifica que estés consumiendo alimentos crudos con alto contenido de hierro. Aquí hay una lista:

- Judías verdes (una de las mejores fuentes vegetales de hierro)
- Espinacas y otras hortalizas crudas, frondosas
- Germen de trigo crudo (asegúrate de que no esté tostado)
- Melaza de Blackstrap (puede tomar esto en forma de suplemento)
- Habas de lima
- Frutos secos, especialmente ciruelas pasas y pasas.

Asegúrate de incluir estos alimentos ricos en hierro en tu dieta al menos varias veces a la semana. Esto evitará la fatiga y otros problemas asociados con el bajo contenido de hierro.

TOMA SUFICIENTE CALCIO

Sí, es cierto que la leche es una de las mejores formas de calcio. La buena noticia es que la leche cumple con los requisitos de ser un alimento crudo, siempre que no esté pasteurizada u homogenizada. Básicamente, eso significa que la leche debe ser directamente de la vaca y en su estado más fresco.

Sin embargo, si eres vegano además de ser alguien que come crudo, la leche no es un ingrediente aceptable. En ese caso, tendrás que recurrir al reino vegetal para tu calcio. Estos alimentos incluyen verduras de hojas verdes oscuras como la espinaca y la col rizada y nueces como las avellanas y las almendras. Asegúrate de que las nueces estén etiquetadas como "crudas" cuando las compre y que no estén asadas.

CONSEJOS PARA TENER UNA DIETA EQUILIBRADA

Como la dieta de alimentos crudos ya es rica en vitaminas, minerales y otros nutrientes, todo lo que necesitas hacer es asegurarte de que estás obteniendo todas estas cosas en el equilibrio correcto. Ayuda si sigues los consejos de los profesionales de la nutrición. Al comenzar tu travesía, es posible que desees consultar a un nutricionista especializado en alimentos crudos.

Si eres un vegano de alimentos crudos, puedes seguir las pautas que siguen los veganos. Solo entiende que es posible que necesites adaptar algunas cosas para adecuarte al estilo de vida de los alimentos crudos. Aquí hay algunas pautas básicas a seguir para comenzar.

- Come una amplia variedad de frutas y vegetales frescas, preferiblemente orgánicas. Es posible que incluso desees experimentar cosechándolas tú mismo.

- Asegúrate de incorporar muchos alimentos ricos en proteínas en tu dieta.

- Come una amplia variedad de granos aceptables.

- Bebe abundante agua. El agua filtrada es mejor a menos que confíes completamente en tu fuente de agua.

- Asegúrate de que estés obteniendo suficiente hierro y calcio.

Esa es una de las razones por las que es importante llevar un diario de los alimentos y planificar tus menús. Te ayudará a asegurarte de que estás obteniendo los nutrientes adecuados en las proporciones correctas. Si planificas tus comidas con anticipación, aumentarás la probabilidad de que la comida sea lo más saludable posible.

CAPÍTULO 4: PREPARANDO UNA COCINA DE ALIMENTOS CRUDOS

Preparar tu cocina es lo más importante que determinará si tu experiencia con la dieta de alimentos crudos será positiva. Tener los ingredientes correctos a mano y comprar el equipo de cocina adecuado para preparar las comidas es absolutamente esencial.

Esto incluye deshacerte de cualquier cosa que no te ayude a preparar comidas exitosas de alimentos crudos. Si tienes una familia, es de esperar que todos cambien a una dieta de alimentos crudos. De esa manera, no tendrás que tener ingredientes a mano que no respalden este estilo de vida.

LLENAR LA DESPENSA Y EL REFRIGERADOR

Lo primero que debes hacer es llenar la despensa y el refrigerador con ingredientes de alimentos crudos. Es posible que desees esperar hasta que armes tu menú antes de comenzar a hacer esto. De lo contrario puedes comprar ingredientes que no necesitas. Sin embargo, es posible que solo desees tener ciertas cosas a mano en caso de que quiera preparar una comida rápida e improvisada.

Independientemente del enfoque que decidas adoptar, estas pautas te ayudarán a medida que avanzas en el proceso de cambiar tu cocina.

LLENANDO EL REFRIGERADOR

El primer paso es asegurarte de que el refrigerador esté bien surtido con los ingredientes más frescos y saludables. Es posible que desees tener muchas frutas y vegetales frescos a mano. Las frutas frescas se pueden preparar de varias maneras, incluso comiéndolas enteras, haciéndolas puré, incluyéndolas en batidos y exprimiéndolas. Los vegetales frescos se pueden convertir en jugos, ensaladas y también se comen enteros.

Otros artículos del refrigerador incluyen cosas como los pescados de grado sushi, como el atún, que se pueden comer crudos, brotes de soja, alimentos preparados como kimchi, ostras crudas, carnes crudas que se etiquetan como seguras cuando no están cocinadas y leche fresca que sale directamente la vaca. Sin embargo, se omitirá la carne, los productos lácteos y el pescado si usted es vegano u otra forma de vegetariano que no incluya ninguno de estos grupos de alimentos. Es posible que desees evitar comprar estos artículos hasta que hayas preparado tu menú.

LLENANDO LA DESPENSA

Lo que incluyas en tu despensa dependerá de lo que te guste comer y del tipo de recetas que prepararás. Sin embargo, aquí hay una lista inicial de algunas cosas que tal vez quiera incluir en su despensa de alimentos crudos .

- Varios frutos secos
- Champiñones secos
- Frutos secos y semillas, como semillas de girasol, semillas de sésamo y almendras (crudas)
- tomates secados al sol
- Hierbas y especias siempre que no estén tostadas ni asadas.
- Vinagre de sidra de manzana crudo

- Aceite de oliva orgánico, aceite de coco, aceite de linaza y/o aceite de hemp
- Varios granos como el trigo sarraceno, el mijo, el arroz salvaje, el kamut o la quinua
- Legumbres como frijoles negros, lentejas, frijoles mungo y garbanzos
- Varios alimentos envasados que son aceptables para la dieta de alimentos crudos.

A medida que más y más personas están adoptando la dieta de alimentos crudos, las tiendas están comenzando a llevar alimentos envasados que cumplen con los estándares de la dieta de alimentos crudos.

TENIENDO EL EQUIPO DE COCINA ADECUADO

Dado que la mayoría de las técnicas de cocción en el mercado están dedicadas a cocinar alimentos, esto hace que los alimentos crudos sean mucho más fáciles de preparar. Esta sección te dará una descripción general de las diversas técnicas de cocina que son aceptables para la dieta de alimentos crudos y el equipo necesario para llevarlo a cabo.

Si deseas más ayuda en este asunto, es una buena idea tomar una clase dedicada a enseñarte cómo preparar deliciosos alimentos crudos. Un curso básico te enseñará las técnicas y cómo operar el equipo que se usa para hacer los alimentos crudos.

DESCRIPCIÓN DE LAS TÉCNICAS DE COCINA

La lista de técnicas de cocina aceptables no es larga, pero incluso esta breve lista de técnicas puede agregar variedad a los alimentos que comes. Recuerda, comer una dieta de alimentos crudos es mucho más interesante de lo que puede parecer al principio porque se trata de algo más que comer frutas y vegetales crudos y un sinfín de ensaladas.

Las técnicas incluyen hacer brotes de diversas semillas, granos y frijoles, así como mezclar ingredientes, secar y deshidratar varios alimentos y crear jugos frescos a partir de frutas y verduras. También puede remojar cosas como hongos secos, frutas secas y nueces, legumbres y granos. Remojar nueces, legumbres y granos activa algunas de las enzimas beneficiosas y es mejor para la digestión. Aquí hay una breve descripción de las técnicas.

EL EQUIPO NECESARIO

Para llevar a cabo con éxito estas técnicas de cocción, la cocina debe estar equipada con el equipo adecuado. Ten en cuenta que el equipo que elijas se basará en tu estilo de cocina y en las técnicas de alimentos que finalmente decidas usar. Aquí hay algunas ideas:

- Si eliges deshidratar los alimentos, necesitará un deshidratador. Sin embargo, algunos calientan los alimentos a más de 116 grados. Así que asegúrate de encontrar uno que no caliente la comida tanto para secarla.

- Un extractor de alta calidad es un activo real. Los jugos pueden aportar mucha variedad y placer a la dieta. Elige una máquina versátil y potente que no deje muchos desperdicios.

- Un surtido de frascos, como los grandes frascos de albañil, también es un activo. Puede almacenar jugos, brotes y otros alimentos caseros en ellos.

- Una licuadora y un procesador de alimentos también son una buena idea. Puedes usar ambos para una variedad de técnicas de cocina que incluyen picar, hacer puré y hacer batidos. Una licuadora de inmersión es una buena alternativa a la licuadora vertical estándar.

- Herramientas de cocina estándar como cuchillos, tazones y cucharas también son una necesidad. Si tienes la costumbre de remojar frijoles, legumbres y granos, también querrás encontrar recipientes grandes con tapas para cubrirlos mientras los remoja durante la noche.

Piensa en qué tipo de chef eres. Si cree que no va a deshidratar nada, no compres un deshidratador caro. Comienza con uno o dos elementos clave, como una licuadora y una serie de frascos y recipientes. A medida que agregas más técnicas de cocción en su repertorio, podrás ampliar.

CAPÍTULO 5: COCCIÓN DE ALIMENTOS CRUDOS

En el capítulo anterior, hablamos sobre las diversas técnicas de cocción que podrían utilizarse para la dieta de alimentos crudos, así como el equipo necesario. También hablamos sobre cómo abastecer la despensa y el refrigerador con ingredientes maravillosos y saludables para tener a mano que nos permitirán crear una variedad de platos.

El elemento que falta es aprender a planificar realmente un menú saludable y armar una comida completa y equilibrada. Cuando sigas la dieta de alimentos crudos por un tiempo, esto prácticamente se convertirá en algo natural. Estos son algunos consejos que te ayudarán a realizar ambas actividades con facilidad.

LEER LIBROS DE COCINA DE ALIMENTOS CRUDOS

Hay una gran cantidad de excelentes libros de cocina y recursos en línea que tienen muchas recetas. Estos libros también incluyen consejos para preparar una buena comida. Recoge recetas que te parezcan interesantes y observa cómo el autor prepara las comidas.

Comienza cocinando algunas de estas recetas y armando las comidas tal como aparecen en el libro. También puedes seguir las recetas que se incluyen al final de este eBook para comenzar. Después de seguir algunas recetas y preparar algunas de las comidas sugeridas, debes tener una idea de cómo hacerlo por tu cuenta.

MANTENER UN DIARIO DE RECETAS Y COMIDAS

En un capítulo anterior hablamos de comenzar un diario. El mejor formato para esto es una carpeta de tres anillos donde puedes dividirlo en secciones. Ahora, puede agregar dos secciones más a eso: una para recetas y la otra para comidas. A medida que prepares recetas que le gusten, escríbelas en esta sección. Puedes hacer lo mismo con las comidas en las que has decidido tener éxito. También puedes mantener este diario no en un cuaderno, sino en una carpeta en su computadora con diferentes archivos.

CONSULTAR CON UN NUTRICIONISTA

Otra gran idea es consultar con un nutricionista que esté familiarizado con la dieta de alimentos crudos para ayudarte a preparar comidas excelentes. Lleva tu diario o cuaderno durante las sesiones y toma muchas notas. También puedes mostrar las comidas y recetas nutricionistas que has estado preparando para asegurarte de que estás en el camino correcto.

Una cosa que puede ayudarte a hacer es analizar los alimentos para asegurarte de que estás obteniendo la combinación perfecta de nutrientes que te ayudarán a mejorar su salud. Esta también es una excelente opción para ti si tienes problemas de salud que necesitas controlar, como presión arterial alta, cáncer, anemia o diabetes.

NO TE PREOCUPES, TODO SERÁ MÁS FÁCIL

Como se mencionó anteriormente, la primera semana será probablemente la más confusa. Probablemente pasarás mucho tiempo planificando tus comidas y recetas cuando comiences por primera vez. No te preocupes, se vuelve más fácil. Después de la primera semana, incluso puedes reutilizar los mismos menús y recetas hasta que caigas en una rutina. También puedes hacer los cambios gradualmente para no sentirte abrumado. Por ejemplo, puedes establecer el objetivo de tener una comida completamente cruda todos los días durante la primera semana aproximadamente y agregar gradualmente más comidas y bocadillos crudos en las próximas semanas.

CAPÍTULO 6: RECETAS

A estas alturas, apuesto a que estás ansioso por comenzar a preparar algunas comidas. Para muchos, esta es una forma totalmente nueva de preparar alimentos. Al principio, puede que tardes para acostumbrarte a las técnicas, pero no te preocupes, será más fácil. Y como puedes ver, la dieta incluye una gran variedad de sabores y tipos de recetas que puedes comer.

DESAYUNO

Pudín de Semilla de Chía

Ingredientes

- Leche de Almendras (8 onzas)
- Fresas (12)
- Semillas de Chía (4 cucharadas)
- Extracto de Vainilla (2 cucharadas)
- Bayas de Goji (1/2 taza)

Método

- Coloca las fresas, el extracto de vainilla y las fresas en una licuadora. Licúa hasta que esté cremoso.
- Retira de la licuadora y agrega las semillas de chía. Comienza a revolver. Haz esto por dos minutos
- Cubre el pudín y dejalo por 30 minutos.
- Deja que espese y sigue revolviendo.
- Utilice las bayas de goji como cubierta.
- Sirve.

Pudín de Semillas de Chia y Fresa

Ingredientes

- Semillas de chía (4 cucharadas)
- Extracto de vainilla pura (2 cucharadas)
- Fresas (12)
- Leche de almendras (8 oz.)
- Bayas de Goji (1 taza)

Método

- Prepara la licuadora y vierte la leche de almendras, las fresas y la vainilla.
Mezcla durante dos minutos.
- Retire la mezcla de la licuadora. Añade las semillas de chía y remover durante dos minutos.
- Cubre el pudín y dejar reposar durante unos 20 minutos.
- ¡Disfruta!

Smoothie de Manzana Verde

Ingredientes

- Dátiles Medjool (3)
- Manzana Granny Smith (1)
- Agua de Coco (1 taza)
- Mantequilla de Almendra Cruda (1 cucharada.)
- Cilantro (1 taza)
- Verdes Mezclados (1 taza)
- Hojas Grandes de Acelga (3)

Método

- Retira el corazón de la manzana. Ponla en la licuadora junto con el resto
los ingredientes
- Mezcla durante cinco minutos hasta que quede suave.
- ¡Disfruta!

Avena de Pasas

Ingredientes

- Manzana (1)
- Pasas (1 cucharada.)
- Agua (1 taza)
- Avena Enrollada (1 Taza)

Método

- Prepara la licuadora. Vierte el agua, la avena y las pasas. Mezcla todo por dos
minutos.
- Agrega la manzana y continúa mezclando.
- Asegúrate de que la mezcla sea lo más suave posible.
- ¡Disfruta!

Crema de Anacardo y Mandarina con Sirop de Arce

Ingredientes

• Jugo de mandarina (1/2 taza)
• Sirop de arce (1 cucharadita)
• Anacardos crudos (1/2 taza)

Método

• Comienza escurriendo los anacardos. Colócalos en la licuadora. Añade el sirop de arce y el zumo de mandarina.
• Mezcla durante al menos dos minutos (en el nivel alto). Asegúrate de que la textura sea lo más cremosa posible.
•¡Disfruta!

Smoothie de Naranja

Ingredientes

- Dátiles Medjool (3)
- Naranja (1)
- Agua de Coco (1 taza)
- Mantequilla de almendra cruda (1 cucharada.)
- Cilantro (1 taza)
- Verdes Mezcladas (1 taza)
- Hojas grandes de Acelga (3)

Método

- Pela la naranja y échala en la licuadora junto con los ingredientes restantes.
- Mezcla durante cinco minutos hasta que quede suave.
- ¡Disfruta!

Yogur de Frambuesa

Ingredientes

- Frambuesas enteras (1 taza)
- Anacardos (1 taza)
- Sal (Una pizca)
- Bananas Maduros (2)
- Jugo de limón (1 cucharada.)
- Nueces (1 taza)
- Agave (1)
- Agua (1/2 taza)

Método

- Prepara la licuadora y agrega los bananas. Puré en mezcla suave.
- Agrega los anacardos, el agua y el jugo de limón. Se mezclan.
- Deja reposar en la nevera durante al menos 3 horas. Asegúrate de que esté frío antes de retirar.
- Toma la mezcla fría y colócala en la licuadora. Añade frambuesas y licúa.
durante dos minutos
- Agrega las nueces encima y sirve.
- ¡Disfruta!

Frapé Crudo

Ingredientes

- Leche de Hemp (1 taza)
- Mantequilla de Almendras (1 Taza)
- Extracto de vainilla (1 cucharadita)
- Semillas de cacao crudo (1 cucharada)
- Miel cruda (1 cucharada.)
- Hielo (10 cubos)
- Polvo de algarroba (1 cucharada.)

Método

- Prepara la licuadora y agrega todos los ingredientes.
- Mezcla durante al menos cinco minutos. Asegúrate de que la consistencia sea la requerida. Sigue corriendo la licuadora hasta que estés satisfecho.
- ¡Disfruta!

Avena De Nueces

Ingredientes

- Manzana (1)
- Nueces (1 cucharada.)
- Agua (1 taza)
- Avena Enrollada (1 Taza)

Método

- Prepara la licuadora. Mezcla agua, avena y nueces. Mezcla todo durante dos minutos.
- Agrega la manzana y continúa mezclando.
- Asegúrate de que la mezcla sea lo más suave posible.
- ¡Disfruta!

Bowl de Smoothie de Vainilla

Ingredientes

Para el batido

- Leche de Almendras (2 Tazas)
- Extracto de vainilla (1 cucharadita)
- Miel (1 cucharada.)
- Banana Congelada (1)

Para el Topping

- Chocolate Oscuro (1 Cuadrado)
- Semillas de cacao (2 cv.)
- Anacardos (1/2 taza)
- Arándanos frescos (2 puñados)

Método

- Prepara la licuadora. Añade todos los ingredientes para el smoothie. Se mezclan
hasta que esté cremoso.
- Retira de la licuadora y agrega al tazón para servir.
- Espolvorea las coberturas uniformemente en la parte superior.
- ¡Disfruta!

Smoothie de Mango

Ingredientes

- Dátiles Medjool (3)
- Mango (1)
- Agua de Coco (1 taza)
- Mantequilla de Almendra Cruda (1 cucharada.)
- Cilantro (1 taza)
- Verdes Mezclados (1 taza)
- Hojas Grandes de Acelga (3)

Método

- Retire el corazón del mango. Ponlo en la licuadora junto con el resto
los ingredientes
- Mezcla durante cinco minutos hasta que quede suave.
- ¡Disfruta!

Crema de Vainilla y Cereza

Ingredientes

Para la crema

- Granos de vainilla enteros (1/8 cucharaditas)
- Cerezas picadas (1/3 taza)
- Bananas Pelados (4)

Para las coberturas

- Cerezas picadas (1/3 tazas)

Método

- Prepara la licuadora. Añade en todos los ingredientes para la crema. Mezcla hasta que esté suave.
- Retira de la licuadora y coloca en un tazón para servir.
- Pon las cerezas encima.
- ¡Disfruta!

Yogur de Banana

Ingredientes

- Zarzamoras Enteras (1 Taza)
- Anacardos (1 taza)
- Sal (una pizca)
- Bananas Maduras (2)
- Jugo de limón (1 cucharada.)
- Nueces (1 taza)
- Agave (1)
- Nueces (1 taza)
- Agua (1/2 taza)

Método

- Prepara la licuadora y agrega las bananas. Licúa hasta que esté suave.
- Agrega los anacardos, el agua y el jugo de limón. Licúa
- Deja reposar en la nevera durante al menos 3 horas. Asegúrate de que esté frío antes de retirar
- Toma la mezcla fría y colócala en la licuadora. Añade moras y licúa.
durante dos minutos
- Agrega las nueces encima y sirve.
- ¡Disfruta!

Batido de Banoffee Crudo

Ingredientes

Para la mezcla de nueces de Brasil

- Sal (Una pizca)
- Edulcorante (1 cucharadita)
- Mantequilla cruda de nuez de Brasil (1/4 taza)
- Extracto de vainilla pura (1 cucharadita)
- Agua (4 Tazas)

Para el Batido

- Bananas Grandes (6)
- Dátiles picados (1/3 taza)
- Mantequilla cruda de nuez de Brasil (3 cucharadas).
- Extracto de café (1 cucharada.)
- Extracto de vainilla pura (1 cucharadita)
- Extracto de arce (1 cucharada.)

Para el caramelo
- Dátiles Medjool (10)
- Extracto de vainilla pura (1 cucharadita)
- Sal (1/8 cucharadita)
- Mantequilla de nuez cruda de Brasil (1 cucharada)

Método

- Empieza trabajando en la mezcla de nueces de Brasil. Combina todos los ingredientes y agrega en la licuadora (a alta velocidad). Mezcla hasta que esté suave. Usa agua para alcanzar la consistencia deseada.

• Refrigera la mezcla en un recipiente tapado durante 30 minutos.
• Ahora, es momento de pasar al caramelo. Añade todos los ingredientes en una
licuadora (pon en alta velocidad). Usa agua para alcanzar la consistencia deseada.
• Ahora para el batido, combina todos los ingredientes y agrega en la licuadora.
Mezcla hasta que esté suave.
• Agarra los vasos para servir. Vierta el batido en la 1ª mitad de cada vaso. Ahora agrega el caramelo encima como la siguiente capa. Después de esto, es hora de agregar la mezcla de nueces de Brasil como la capa final.
• Revuelve todos estos ingredientes durante dos minutos.
• ¡Disfruta!

Avena de Anacardos

Ingredientes

- Manzana (1)
- Anacardos (1 cucharada.)
- Agua (1 taza)
- Avena Enrollada (1 Taza)

Método

- Prepara la licuadora. Mezcla agua, avena y nueces. Mézclalos durante dos minutos.
- Agrega la manzana y sigue mezclando.
- Asegúrate de que la mezcla sea lo más suave posible.
- ¡Disfruta!

Yogurt Tahini Crudo

Ingredientes

- Jarabe de coco (1 cucharada.)
- Agua (1 taza)
- Maca en polvo (1 cucharadita)
- Tahini orgánico crudo (2 cucharadas.)

Método

- Agarra un tazón de tamaño mediano. Añade el agua, polvo de maca y tahini. Revuelve y comenzar a añade agua lentamente.
- La mezcla debe terminar siendo cremosa y espesa.
- Ahora, agrega el jarabe de coco para darle sabor.
- ¡Disfruta!

Batido De Nectarina

Ingredientes

- Dátiles Medjool (3)
- Nectarina (1)
- Agua de coco (1 taza)
- Mantequilla de almendra cruda (1 cucharada.)
- Cilantro (1 taza)
- Verdes mezclados (1 taza)
- Hojas grandes de acelga (3)

Método
- Retira el corazón de la nectarina. Ponla en la licuadora junto con los ingredientes restantes
- Mezclar durante cinco minutos hasta que quede suave.
- ¡Disfruta!

Tarta Cruda de Manzana

Ingredientes

- Canela (1/2 cucharadita)
- Bayas de Goji (1 cucharada.)
- Naranja Picada (1)
- Dátiles (1 taza)
- Manzanas Rebanadas (3)
- Pasas (1 cucharada.)
- Aguacate (1/2)
- Jugo de limón (1 cucharadita)
- Nuez moscada recién rallada (1/4 cucharaditas)

Método

- Comienza agregando manzanas rebanadas en un tazón separado. Pon esto aparte.
- Prepara la licuadora y agrega dátiles, aguacate, naranja y jugo de limón. Mezcla
hasta que esté suave. Añade agua para espesor adicional si lo deseas.
- Revuelve la mezcla en el tazón de manzanas.
- Ahora agrega los ingredientes restantes. Continúa revolviendo durante dos minutos.
- ¡Disfruta!

Crumble de Mango

Ingredientes

- Extracto de vainilla (1/2 cucharadita)
- Sal (Una pizca)
- Cáscara de Lima (1)
- Dátiles (1/2 taza)
- Mangos en Cubitos (4)
- Jugo de lima (1 cucharada.)
- Harina de Avena (1/3 taza)
- Nueces crudas (1/2 taza)
- Extracto de vainilla (1/2 cucharadita)
- Hojuelas de coco seco (1/4 taza)
- Agua (1 Cucharada.)

Método

- Instala el procesador de alimentos. Agrega anacardos, nueces, hojuelas de coco,
dátiles, vainilla, sal y harina de avena para migajas. Mezcla hasta obtener una mezcla ligeramente pegajosa .
- Toma un tazón grande y agrega jugo de lima y ralladura y mangos en cubos. Mezcla.
- Agrega la mezcla de nueces / dátiles del procesador de alimentos en un tazón grande.
- Pon en la nevera durante 20 minutos.
- ¡Disfruta!

Café de Almendras Crudas

Ingredientes

- Leche de almendra orgánica (1 taza)
- Café orgánico (16 oz.)
- Sal (Una pizca)
- Sun Potion Chaga (1 cucharada.)
- Miel (1 cucharada.)
- Mantequilla de almendras (1 cucharada.)

Método

- Prepara la licuadora. Agrega todos los ingredientes y mezcla hasta que esté suave en alta velocidad.
- Retira de la licuadora y vierte en una taza.
- ¡Disfruta!

Avena de Maní

Ingredientes

- Manzana (1)
- Maní (1 cucharada.)
- Agua (1 taza)
- Avena Enrollada (1 Taza)

Método

- Prepara la licuadora. Mezcla agua, avena y maní. Mézclalos juntos durante dos minutos.
- Agrega la manzana y sigue mezclando.
- Asegúrate de que la mezcla sea lo más suave posible.
- ¡Disfruta!

Granola de Frambuesa

Ingredientes

- Agua (1/4 taza)
- Frambuesas secas (1 taza)
- Néctar de coco crudo (1/3 taza)
- Almendras (2 Tazas)
- Hojuelas de coco seco (1 taza)
- Alforfón crudo (2 tazas)
- Almendras (2 Tazas)
- Extracto de almendra (1/2 cucharadita)
- Sal (Una pizca)
- Matcha en polvo (2 cucharadas.)
- Mantequilla de coco cruda (1/4 taza)
- Jarabe de arce (1/3 taza)

Método

- Empapa el alforfón durante 35 minutos. Asegúrate de agregarr y drenar adecuadamente.
- Ponlo aparte a la luz del sol durante dos días (si aún no se agregar).
- Saca un tazón grande y agrega el alforfón. También agrega almendras y coco.
- Prepara el procesador de alimentos. Combina la mantequilla de coco, el néctar de coco, la vainilla, la sal, matcha , agua y extracto de almendra. Mezcla hasta que esté suave.
- Vierte la mezcla sobre la granola en un tazón grande. Revuelve por cinco minutos hasta que todo esté bien mezclado
- Colocar en 2 deshidratadores forrados. Dejar secar durante 12 horas más o menos. Asegúrate de que esté crujiente antes de servir.
- ¡Disfruta!

Smoothie de Zanahoria

Ingredientes

- Dátiles Medjool (3)
- Zanahoria grande (1)
- Agua de coco (1 taza)
- Mantequilla de almendra cruda (1 cucharada.)
- Cilantro (1 taza)
- Verdes mezclados (1 taza)
- Hojas grandes de acelga (3)

Método

- Rebana la zanahoria y ponla dentro de la licuadora junto con los ingredientes restantes.
- Mezcla durante cinco minutos hasta que quede suave.
- ¡Disfruta!

Yogur de Cereza

Ingredientes

- Cerezas Enteras (1 Taza)
- Anacardos (1 taza)
- Sal (Una pizca)
- Bananas Maduras (2)
- Jugo de limón (1 cucharada.)
- Nueces (1 taza)
- Agave (1)
- Nueces (1 taza)
- Agua (1/2 taza)

Método

- Prepara la licuadora y agrega los bananas. Tritura hasta que sea una mezcla suave.
- Agrega los anacardos, el agua y el jugo de limón. Se mezclan.
- Deja reposar en la nevera durante al menos 3 horas. Asegúrate de que esté frío antes de retirar
- Toma la mezcla fría y ponla en la licuadora. Añade las cerezas y mezcla por
dos minutos.
- Agrega las nueces encima y sirve.
- ¡Disfruta!

Sorbete de Mango y Bayas

Ingredientes

- Agua (1 taza)
- Nueces (1/4 taza)
- Bayas congeladas (3/4 taza)
- Mango Congelado (1 Taza)
- Piña (3/4 taza)
- Bananas Congeladas (2)

Método

- Prepara la licuadora. Añade agua y nueces. Mezcla hasta que esté suave.
- Ahora, agrega los ingredientes restantes. Mezcla hasta que quede suave y deja que espese durante dos minutos
- ¡Disfruta!

Avena de Almendras

Ingredientes

- Manzana (1)
- Almendras (1 cucharada.)
- Agua (1 taza)
- Avena Enrollada (1 Taza)

Método

- Prepara la licuadora. Mezcla agua, avena y nueces. Mézclalos juntos durante dos minutos.
- Agrega la manzana y sigue mezclando.
- Asegúrate de que la mezcla sea lo más suave posible.
- ¡Disfruta!

Barras de Arándanos

Ingredientes

- Sal (Una pizca)
- Avena Laminada (2 Tazas)
- Mantequilla de maní cruda (1/4 taza)
- Dátiles Medjool (3/4 taza)
- Puré de banana (1/2 taza)
- Semilla de linaza molida (3 cucharadas.)
- Arándanos Secos (1 Taza)
- Semillas de chía (3 cucharadas)
- Semillas de hemp (3 cucharadas.)

Método

- Prepara el procesador de alimentos. Combina la mantequilla de almendras, sal, dátiles y banana. Mezcla hasta que esté suave.
- Comienza a añade la avena y las semillas. Continúa mezclando durante dos minutos.
- Retira del procesador y coloca en un tazón grande. Sigue revolviendo y agregando las bayas.
- Coge una bandeja deshidratadora forrada y extiende la mezcla.
- Deja que se deshidrate durante al menos cuatro horas. Asegúrate de cortar en barras.
- Después de cortar, secar durante cinco horas adicionales.
- ¡Disfruta!

Cereal de Cereza

Ingredientes

- Cerezas en rodajas (1 taza)
- Extracto de vainilla (1 cucharadita)
- Leche de Almendras (2 Tazas)
- Rodajas de bananas congeladas (4)
- Edulcorante (1 cucharadita)

Método

- Prepara la licuadora. Agrega la leche de almendras, vainilla, bananas congeladas y edulcorante. Mezcla hasta que esté suave.
- Comienza a verter en el bol.
- Añade las rodajas de fruta.
- ¡Disfruta!

Yogur de Albaricoque

Ingredientes

- Albaricoque entero (1 taza)
- Anacardos (1 taza)
- Sal (Una pizca)
- Bananas Maduras (2)
- Jugo de limón (1 cucharada.)
- Nueces (1 taza)
- Agave (1)
- Nueces (1 taza)
- Agua (1/2 taza)

Método

- Prepara la licuadora y agrega las bananas. Tritura hasta tener una mezcla suave.
- Agrega los anacardos, el agua y el jugo de limón. Se mezclan.
- Deja reposar en la nevera durante al menos 3 horas. Asegúrate de que esté frío antes de retirar.
- Toma la mezcla fría y colócala en la licuadora. Agrega el albaricoque y mezcla por
dos minutos.
- Agrega las nueces encima y sirve.
- ¡Disfruta!

Cereal de Frambuesa

Ingredientes

- Frambuesas en rodajas (1 taza)
- Extracto de vainilla (1 cucharadita)
- Leche de Almendras (2 Tazas)
- Rodajas de bananas congeladas (4)
- Edulcorante (1 cucharadita)

Método

- Prepara la licuadora. Agrega la leche de almendras, vainilla, bananas congelados y edulcorante. Mezcla hasta que esté suave.
- Comienza a verter en el bol.
- Añade las rodajas de fruta.
- ¡Disfruta!

Avena de Pecán

Ingredientes

- Manzana (1)
- Pecán (1 cucharada.)
- Agua (1 taza)
- Avena Enrollada (1 Taza)

Método

- Prepara la licuadora. Mezcla agua, avena y nueces. Mézclalos juntos durante dos minutos.
- Agrega la manzana y sigue mezclando.
- Asegúrate de que la mezcla sea lo más suave posible.
- ¡Disfruta!

Barras de Arándanos

Ingredientes

- Sal (Una pizca)
- Avena Laminada (2 Tazas)
- Mantequilla de maní cruda (1/4 taza)
- Dátiles Medjool (3/4 taza)
- Puré de banana (1/2 taza)
- Semilla de linaza molida (3 cucharadas.)
- Arándanos secos (1 taza)
- Semillas de chía (3 cucharadas)
- Semillas de hemp (3 cucharadas.)

Método

- Prepara el procesador de alimentos. Combina la mantequilla de almendras, sal, dátiles y banana.
Mezcla hasta que esté suave.
- Comienza a añade la avena y las semillas. Continúa mezclando durante dos minutos.
- Retira del procesador y colócalo en un tazón grande. Continúa revolviendo y agregando arándanos.
- Coge una bandeja deshidratadora forrada y extiende la mezcla.
- Deja que se deshidrate durante al menos cuatro horas. Asegúrate de cortar en barras.
- Después de cortar, seca durante cinco horas adicionales.
- ¡Disfruta!

Cereal de Fresa

Ingredientes

- Fresas en rodajas (1 taza)
- Extracto de vainilla (1 cucharadita)
- Leche de Almendras (2 Tazas)
- Rodajas de bananas congeladas (4)
- Edulcorante (1 cucharadita)

Método

- Prepara la licuadora. Agrega la leche de almendras, vainilla, bananas congeladas y edulcorante. Mezcla hasta que esté suave.
- Comienza a verter en el bol.
- Añade las rodajas de fruta.
- ¡Disfruta!

Yogurt de Durazno

Ingredientes

- Durazno (1)
- Anacardos (1 taza)
- Sal (Una pizca)
- Bananas Maduras (2)
- Jugo de limón (1 cucharada.)
- Nueces (1 taza)
- Agave (1)
- Nueces (1 taza)
- Agua (1/2 taza)

Método

- Prepara la licuadora y agregar las bananas. Tritura hasta tener mezcla suave.
- Agrega los anacardos, el agua y el jugo de limón. Se mezclan.
- Deja reposar en la nevera durante al menos 3 horas. Asegúrate de que esté frío antes de retirar
- Agarra la mezcla fría y colócala en la licuadora. Añade el melocotón y mezclar para dos minutos.
- Agrega las nueces encima y sirva.
- ¡Disfruta!

Porridge de Bayas Acai

Ingredientes

Para el Porridge

- Manzanas Verdes (2)
- Cardamomo molido (1/2 cucharadita)
- Extracto de vainilla (½ cucharada)
- Nueces crudas (1 taza)
- Grañones crudos de alforfón (1 taza)
- Agua (1 taza)

Para el Topping

- Granada
- Bayas de Acai
- Hojuelas de coco
- Mantequilla de nueces
- Fragmentos de cacao
- Miel

Método

- Saca un tazón mediano. Coloca el alforfón y las nueces. Vierte agua y deja reposar por al menos dos horas.
- Agregar y coloca los ingredientes restantes en un procesador de alimentos.
- Añade las bayas y la granada. Mezcla y agrega los toppings restantes
- ¡Disfruta!

Smoothie de Banana

Ingredientes

- Dátiles Medjool (3)
- Banana (1)
- Agua de coco (1 taza)
- Mantequilla de almendra cruda (1 cucharada.)
- Cilantro (1 taza)
- Verdes mezclados (1 taza)
- Hojas grandes de acelga (3)

Método

- Pelar el banana y echarlo en la licuadora junto con los ingredientes restantes.
- Mezclar durante cinco minutos hasta que quede suave.
- ¡Disfruta!

Cereal de Arándanos

Ingredientes

- Arándanos en rodajas (1 taza)
- Extracto de vainilla (1 cucharadita)
- Leche De Almendras (2 Tazas)
- Rodajas de bananas congelados (4)
- Edulcorante (1 cucharadita)

Método

- Prepara la licuadora. Agrega la leche de almendras, vainilla, bananas congeladas y edulcorante. Mezcla hasta que esté suave.
- Comienza a verter en el bol.
- Añade las rodajas de fruta.
- ¡Disfruta!

Avena de Avellanas

Ingredientes

- Manzana (1)
- Avellanas (1 cucharada)
- Agua (1 taza)
- Avena Enrollada (1 Taza)

Método

- Prepara la licuadora. Mezcla agua, avena y nueces. Mézclalos juntos durante dos minutos.
- Agrega la manzana y sigue mezclando.
- Asegúrate de que la mezcla sea lo más suave posible.
- ¡Disfruta!

Avena de Semillas de Chía

Ingredientes

- Manzana (1)
- Semillas de chía crudas (1 cucharada.)
- Agua (1 taza)
- Avena Enrollada (1 Taza)

Método

- Prepara la licuadora. Mezcla agua, avena y semillas de chía. Mézclalos juntos por
dos minutos.
- Agrega la manzana y sigue mezclando.
- Asegúrate de que la mezcla sea lo más suave posible.
- ¡Disfruta!

Avena Brasileña

Ingredientes

- Manzana (1)
- Nueces crudas de Brasil (1 cucharada.)
- Agua (1 taza)
- Avena Enrollada (1 Taza)

Método

- Prepara la licuadora. Mezcla agua, avena y nueces. Mézclalos juntos durante dos minutos.
- Agrega la manzana y sigue mezclando.
- Asegúrate de que la mezcla sea lo más suave posible.
- ¡Disfruta!

ALMUERZO

Salsa de Aguacate

Ingredientes

- Mango en Cubos (1)
- Jugo de lima (2 cucharadas.)
- Aguacates en Cubos (1)
- Cebolletas Cortadas (2)
- Cilantro Picado (1 Cucharada)
- Perejil picado (1 cucharada.)

Método

- Agarra un bol para mezclar y agrega todos los ingredientes. Mézclalos juntos por al menos cinco minutos.
- ¡Disfruta!

Rollitos de Primavera de Espinaca

Ingredientes

Para la salsa

- Curry en Polvo (1 cucharada)
- Pimienta de Cayena (1/3 cucharada)
- Jugo de limón (2 cucharadas.)
- Cúrcuma (1 Cucharada.)
- Zanahoria En Rodajas (1)
- Anacardos crudos (1/2 taza)

Para Rollitos de Primavera

- Espinacas Bebé (3 Tazas)
- Zanahorias En Rodajas (2)
- Hojas de repollo rojo (3)
- Rondas de papel de arroz (8)
- Calabacín En Rodajas (1)
- Pimiento Amarillo Picado (1)

Método

- Comienza por preparar todos los vegetales para los rollitos de primavera. Lava y déjalos aparte.
- Ahora, toma un tazón mediano y agrega agua tibia.
- Deja que el papel de arroz se asiente en el agua y se suavice. Esto debería tomar de 5 a 10 segundos.
- Retira el papel y colócalo sobre el mostrador.
- Agrega las espinacas en el tercio inferior del papel. Deje que se aplaste con la mano.

Ahora, agrega el calabacín, las zanahorias, el pimiento amarillo y el repollo rojo.

• Comience a doblar desde ambos lados. Levanta el borde inferior y deja que quede en la parte superior de los vegetales en su lugar. Mete el papel.
• Sigue rodando y asegúrate de que quede apretado para que las verduras no se derramen. Repite esto para cada rollo.
• Ahora, es hora de trabajar en la salsa. Saca una licuadora y añade todos los ingredientes. Mezcla hasta que esté suave.
• Cuando sirvas, coloca la salsa de curry en un tazón aparte como opción para mojar.
• ¡Disfruta!

Pasta Cruda de Calabacín

Ingredientes

Para la crema

- Semillas de girasol (2 cucharadas)
- Aguacate (1)
- Aceite de coco (6 cucharadas.)
- Jugo de lima (2 cucharadas.)
- Pimienta Negra (Pizca)
- Jarabe de Agave (1 Cucharada.)
- Tomates Cherry Cortados (8)
- Albahaca fresca (puñado)
- Sal (1/2 cucharadita)

Para la pasta

- Sal (Una pizca)
- Calabacín (1)

Para Guarniciones
- Hojas de espinaca (puñado)
- Sal (Una pizca)
- Puerros Rallados (1 Taza)
- Albahaca Fresca (Pizca)

Método

• Comienza trabajando en la pasta. Añade todos los ingredientes y utiliza la máquina de cortar queso.
• También, comienza a cortar hojas finas de pasta con un cuchillo. Añade sal en la parte superior y deja que las láminas se remojen durante dos minutos.
• Agarra un tazón separado y agrega todos los ingredientes para la crema. Mezcla todo junto.
• Ahora, mezcla la crema de aguacate, la pasta y las hojas de espinaca.
• Añade a los tazones para servir. Asegúrate de rociar sal, albahaca, semillas de girasol y tomates como desees.
• ¡Disfruta!

Envolturas de Calabaza

Ingredientes

- Cebolla Roja Picada (1)
- Calabaza Picada (2 Tazas)
- Agua (2 Tazas)
- Polvo de comino (1/2 cucharadita)
- Polvo de ajo (2 cv.)
- Alimento de almendras (1 taza)
- Alimento de lino (1 taza)
- Levadura (2 cucharadas)

Método

- Comienza con la masa. Saca la licuadora y agrega la calabaza y el agua. Licúa hasta que esté suave.
- Ahora, agrega los ingredientes restantes. Continúa mezclando durante dos minutos. Eso debe crear una mezcla consistente.
- Saca el deshidratador y comienza a esparcir la mezcla en la hoja de teflex.
- Coloca el deshidratador en 145F y déjalo reposar durante dos horas.
- Dale la vuelta y déjalo reposar durante otra hora.
- Asegúrate de que las envolturas estén secas antes de retirarlas. Si no, sigue usando el deshidratador a temperatura reducida.
- ¡Disfruta!

Pizza Cruda

Ingredientes

Para el pesto

- Albahaca (puñado)
- Piñones (1/2 taza)
- Hojas de espinaca (puñado)
- Jugo de limón (1 cucharadita)
- Aceite de oliva (1 cucharada.)
- Sal (Una pizca)
- Pimienta (Pizca)

Para la corteza
- Diente de ajo (1)
- Cebolla Roja (1/4)
- Albahaca seca (1 cucharada)
- Fecha (1)
- Orégano Seco (1 cucharadita)
- Nueces (1 taza)
- Semillas de calabaza (1 taza)
- Semillas de girasol crudas (1 taza)

Para toppings

- Tomates
- Pimientos Rojos
- Champiñones Secos

Método

• Comienza con la corteza. Toma todos los ingredientes y añade al procesador de alimentos. Procesa hasta que quede suave.
• Divide la mezcla en tres porciones iguales. Ahora, extiéndelas sobre las bandejas deshidratadoras y deja reposar la mezcla durante 5-6 horas a 105F.
• Muévete hacia el pesto mientras esperas. Mezcla todos los ingredientes en el procesador de alimentos.
• Una vez que la corteza esté preparada, tome el pesto y extiéndelo por la parte superior de manera uniforme como sea posible.
• Las coberturas se pueden añadir según sea necesario una vez que se haya preparado la pizza.
• ¡Disfruta!

Albahaca Alfredo

Ingredientes

Para salsa de albahaca

- Jugo de lima (1/2)
- Anacardos (1 taza)
- Sal (Una pizca)
- Dientes de ajo (2)
- Agua (1 taza)
- Hojas de albahaca (6)
- Pimienta molida (1 cucharada)

Para los fideos
- Calabacín en rodajas finas (1)

Método

- Agarra la licuadora y comience a agregar todos los ingredientes de la "salsa". Asegúrate de añadir agua lentamente mientras haces esto. La consistencia de la salsa dependerá de esto (es decir, más agua es igual a una salsa más fina)
- Pica las hojas de albahaca y revuelve en la mezcla. Pulsa durante 10 segundos en
licuadora.
- Comienza a verter la salsa sobre los tallarines de calabacín en rodajas.
- ¡Disfruta!

Sopa de Elote

Ingredientes

- Granos de maíz orgánicos (2 tazas)
- Vinagre de sidra de manzana (2 cucharadas.)
- Paprika ahumada (2 cucharadas.)
- Agua (1 taza)
- Anacardos (1/2 taza)
- Cayena (1/4 Cucharada.)
- Tomates Al Sol Picados (1 Taza)
- Sal (Una pizca)
- Polvo de cebolla (2 cv.)
- Pimienta Negra (2 cucharadas)

Para el procesador de alimentos:
- Cebolletas Frescas (2 cucharadas.)
- Agua (2 Tazas)
- Eneldo seco (2 cv.)
- Granos de maíz orgánicos (2 tazas)

Método

- Comienza por colocar los anacardos en un tazón mediano. Añade agua para remojar. Dejar que se remojen por dos horas.
- Coge otro tazón y coloca los tomates dentro. Añade el agua caliente y cubre. Deja que se remojen por dos horas. Asegúrate de que estén blandos cuando se estén utilizando.
- Saque la licuadora y combina la paprika, el ajo en polvo, los anacardos, el agua, la cebolla, vinagre de sidra en polvo, de cayena y de manzana. Asegúrate de que la mezcla esté cremosa cuando hayas terminado.
- Ahora, agrega dos tazas de maíz junto con los tomates en la licuadora. Mezcla hasta que esté suave.

- Agrega la mezcla de maíz y tomates en el procesador de alimentos.
- Agrega también las cebolletas, el agua y el eneldo en el procesador.
- Deje que se procese hasta que solo queden trozos más pequeños.
- Calienta la mezcla a 135F durante 40 minutos.
- ¡Disfruta!

Cuscús Crudo

Ingredientes

Para la base:

• Coliflor Picada (1/2)

Para la mezcla:
• Cúrcuma (Una pizca)
• Jugo de naranja (1/3 taza)
• Polvo de pimentón (1/2 cucharadita)
• Tomates secados al sol (1/4 taza)
• Tomates Cherry a la mitad (1 taza)

Para el Aliño:

• Naranja picada (1)
• Perejil picado (1/3 taza)
• Cebolla grande picada (1)
• Tomates Cherry a la mitad (1 taza)

Método

• Comienza con la base (base). Coloca el coliflor en el procesador de alimentos. Pulsa hasta que quede en trozos pequeños.
• Ahora vamos con el aderezo. Saca la licuadora y agrega los tomates cherry, el jugo de naranja, especias, y tomates secados al sol. Mezcla hasta que quede cremoso.
• Agrega el aderezo mezclado en el coliflor.
• Toma un bol y combina la coliflor con tomates cherry, trozos de naranja, perejil, y cebolleta.
•¡Disfruta!

Sopa de Espinacas de Primavera

Ingredientes

- Leche De Nuez (2 Tazas)
- Diente de ajo picado (1)
- Miso blanco (3 cucharadas.)
- Espinacas Bebé (4 Tazas)
- Cebolla Picada (1)
- Cáscara de limón (1 cucharada.)
- Jugo de limón (3 cucharadas.)
- Pimienta (Pizca)
- Semillas de sésamo negro (1 cucharada.)

Método

- Agarra la licuadora. Añade todos los ingredientes. Asegúrate de mezclar hasta que se convierta en una mezcla de sopa.
- Incluir semillas de sésamo negro para cubrir.
- Calentar a 135F durante 30 minutos antes de servir.
- ¡Disfruta!

Salsa De Vinagre Balsámico

- Aceite de oliva virgen extra (1 cucharada)
- Cebollas orgánicas cortadas en cubitos (1 cucharada.)
- Cilantro Orgánico (1 cucharada.)
- Sal rosa (1/2 cucharadita)
- Vinagre balsámico orgánico (1 cucharada)
- Tomates Roma (4)
- Polvo de chile (2 cv.)
- Ajo Machacado (1)

Método

- Saca el procesador de alimentos. Añade todos los ingredientes. Pulso al menos 30 veces.
- ¡Disfruta!

Sopa De Zanahoria y Coco

Ingredientes

- Zanahorias Peladas (4)
- Leche De Almendras (1 Taza)
- Cúrcuma molida (1/2 cucharadita)
- Jugo de lima (1 cucharadita)
- Comino (1/2 cucharadita)
- Leche de coco (1 taza)
- Jengibre Pelado (1)
- Sal (Una pizca)

Método

- Comienza por picar el jengibre y las zanahorias. Haz esto uniformemente.
- Ahora saca la licuadora y combina todos los ingredientes. Asegúrate de que la mezcla sea suave antes de retirar.
- Agrega el jugo de limón a la mezcla licuada.
- Sigue mezclando y luego agrega al tazón para servir.
- ¡Disfruta!

Rollito de Primavera de Col

Ingredientes

Para la salsa

- Curry en Polvo (1 cucharada)
- Pimienta de Cayena (1/3 Cucharada)
- Jugo de limón (2 cucharadas)
- Cúrcuma (1 Cucharada)
- Zanahoria En Rodajas (1)
- Anacardos crudos (1/2 taza)

Para los Spring Roll

- Col En Rodajas (1)
- Zanahorias En Rodajas (2)
- Hojas de repollo rojo (3)
- Rondas de papel de arroz (8)
- Calabacín En Rodajas (1)
- Pimiento Amarillo Picado (1)

Método

- Comienza por preparar todos los vegetales para los rollitos de primavera. Lava y apártalos a un lado.
- Ahora, toma un tazón mediano y agrega agua tibia.
- Deje que el papel de arroz se remoje en el agua y se suavice. Esto debería tomar de 5 a 10 segundos.
- Retira el papel y colócalo sobre el mostrador.
- Agrega la col en el tercio inferior del papel. Deja que se aplaste con la mano.

Ahora, agrega el calabacín, las zanahorias, el pimiento amarillo y el repollo rojo.

- Comienza a doblar desde ambos lados. Levanta el borde inferior y déjalo en la parte superior de los vegetales en su lugar. Mete el papel.
- Sigue rodando y asegúrate de que quede apretado para que las verduras no se derramen. Repite esto para cada rollo.
- Ahora, es hora de trabajar en la salsa. Saca una licuadora y añada todos los ingredientes. Mezcla hasta que esté suave.
- Cuando sirvas, coloca la salsa de curry en un tazón aparte como opción para mojar.
- ¡Disfruta!

Falafels De Garbanzo

Ingredientes:

- Dientes De Ajo Picados (3)
- Garbanzos Germinados (2 Tazas)
- Comino molido (2 cucharadas.)
- Cebolla Picada (1/2)
- Tahini (1 cucharada)
- Perejil Seco (1/3 Copa)
- Cilantro molido (2 cucharadas)
- Semillas de chía (1 cucharada)
- Agua (3 cucharadas)
- Comida de almendras (3 cucharadas)

Método:

- Enciende el procesador de alimentos. Agrega el tahini, comino, ajo, cebolla, garbanzos y perejil. Procesar hasta que quede suave.
- Saca el tazón pequeño y agrega las semillas de chía. Ahora, agrega agua y bate. Le Deja reposar durante 10 minutos.
- Transfiere a un bol aparte. Añade la harina de almendras y la mezcla de chia. Mezcla durante dos minutos.
- Empieza a dar forma a las empanaditas.
- Guarda en la nevera durante 20 minutos.
- ¡Disfruta!

Gazpacho Clásico

Ingredientes:

- Pimiento Rojo (2)
- Cebolla verde (1/2 taza)
- Tomates (2)
- Agua (1 taza)
- Dientes de ajo (3)
- Jugo de limón (2 cucharadas)
- Sal (Una pizca)
- Pimienta (Pizca)
- Aceite de oliva (3 cucharadas)
- Cilantro (1/4 taza)
- Pepino (1)

Método:

- Comienza pelando el pepino. Coloca la mitad en la licuadora y agrega el cilantro, cebolla verde, pimiento, jugo de limón, agua, pimienta de cayena y tomates.
- Asegúrate de mezclar hasta que quede suave.
- Ahora, agrega el pepino restante junto con el pimiento rojo. Pulsa una vez.
- Mezcla con sal, pimienta y aceite de oliva.
- ¡Disfruta!

Ensalada De Banana

Ingredientes

Para el Aliño

- Jugo de limón (1 cucharada)
- Pimienta de Cayena (1 cucharadita)
- Agua (1 taza)
- Curry en Polvo (1 cucharada)
- Dijon (4 cucharadas)
- Aminos de coco crudo (4 cucharadas)
- Pimentón (1 cucharadita)

Para Ensalada

- Pepinos Rebanados (2)
- Bananas En Rodajas (2)
- Zanahorias En Rodajas (5)
- Tomates Cherry a la mitad (2 tazas)
- Semillas de sésamo negro (2 cucharadas)
- Levadura (2 cucharadas)
- Espinacas Picadas (4 Tazas)
- Pimientos Amarillos (1)
- Repollo Rojo Pequeño (1/3)

Método

- Saca el tazón mediano. Añade en todos los ingredientes de la ensalada. Dejar de lado.
- Agarra la licuadora y coloca todos los ingredientes del "aderezo". Mezcla hasta que esté suave.
- Ahora, agrega el aderezo mezclado sobre los ingredientes de la ensalada.
- ¡Disfruta!

Envolturas de Ñame

Ingredientes

- Cebolla Roja Picada (1)
- Ñames pelados (2)
- Agua (2 Tazas)
- Polvo de comino (1/2 cucharadita)
- Polvo de ajo (2 cucharadas)
- Comida de almendras (1 taza)
- Comida de lino (1 taza)
- Levadura (2 cucharadas)

Método

- Comienza con la masa. Saca la licuadora y añade los ñames y el agua. Deja que se mezcle hasta que esté suave.
- Ahora, agrega los ingredientes restantes. Continúa mezclando durante dos minutos. Eso debe crear una mezcla consistente.
- Saca el deshidratador y comienza a esparcir la mezcla en la hoja de teflex.
- Coloca el deshidratador en 145F y déjelo reposar durante dos horas.
- Dale la vuelta y déjalo reposar durante otra hora.
- Asegúrate de que las envolturas estén secas antes de retirarlas. Si no, sigue con el deshidratador a temperatura reducida.
- ¡Disfruta!

Ensalada de Algas

Ingredientes

- Aminos de coco (2 cucharadas)
- Cebolla Roja Cortada (1/2)
- Pepino Rebanado (1)
- Algas Arame (1 onza)
- Copos de pimiento rojo (Una pizca)
- Vinagre de sidra de manzana crudo (1/4 taza)
- Sal (1 cucharadita)

Método

- Comienza empapando las algas en agua durante 20 minutos.
- Coge rebanadas de pepino y comienza a espolvorear con sal. Dejar reposar durante dos minutos.
- Ahora retira las algas del agua con un filtro y colócalas en un tazón separado. Retira tanta agua como puedas (exprime si es necesario).
- Agarra las tijeras y comienza a cortar las algas en trozos más pequeños.
- Toma trozos y agrega a los pepinos.
- Mezcla los ingredientes restantes y une todo.
- Deja marinar durante unas horas.
- ¡Disfruta!

Ensalada de Manzana

Ingredientes

Para el Aliño

- Jugo de limón (1 cucharada)
- Pimienta de Cayena (1 cucharadita)
- Agua (1 taza)
- Curry en Polvo (1 cucharada)
- Dijon (4 cucharadas)
- Aminos de coco crudo (4 cucharadas)
- Pimentón (1 cucharadita)

Para Ensalada

- Pepinos Rebanados (2)
- Manzanas Rebanadas (2)
- Zanahorias En Rodajas (5)
- Tomates Cherry a la mitad (2 tazas)
- Semillas de sésamo negro (2 cucharadas.)
- Levadura (2 cucharadas)
- Espinacas Picadas (4 Tazas)
- Pimientos Amarillos (1)
- Repollo Rojo Pequeño (1/3)

Método

- Saca el tazón mediano. Añade todos los ingredientes de la ensalada. Aparta esto.
- Agarra la licuadora y coloca todos los ingredientes del "aderezo". Mezclar hasta que esté suave.
- Ahora, agrega el aderezo mezclado sobre los ingredientes de la ensalada.
- ¡Disfruta!

Envolturas de Espárragos

Ingredientes

- Cebolla Roja Picada (1)
- Espárragos Picados (2)
- Agua (2 Tazas)
- Polvo de comino (1/2 cucharadita)
- Polvo de ajo (2 cucharadas)
- Comida de almendras (1 taza)
- Comida de lino (1 taza)
- Levadura (2 cucharadas)

Método

- Comienza con la masa. Saca la licuadora y agrega los espárragos y el agua. Licúa hasta que esté suave.
- Ahora, agrega los ingredientes restantes. Continuar licuando durante dos minutos. Eso debe crear una mezcla consistente.
- Saca el deshidratador y comienza a esparcir la mezcla en la hoja de teflex.
- Coloca el deshidratador en 145F y déjalo reposar durante dos horas.
- Dale la vuelta y déjalo reposar durante otra hora.
- Asegúrate de que las envolturas estén secas antes de retirarlas. Si no, sigueusando el deshidratador a temperatura reducida.
- ¡Disfruta!

Gazpacho De Melón

Ingredientes:

- Melón dulce cortado en cubitos (2 tazas)
- Cebolla verde (1/2 taza)
- Tomates (2)
- Agua (1 taza)
- Dientes de ajo (3)
- Jugo de limón (2 cucharadas)
- Sal (Una pizca)
- Pimienta (Pizca)
- Aceite de oliva (3 cucharadas)
- Cilantro (1/4 taza)
- Pepino (1)

Método:

- Comienza pelando el pepino. Coloca la mitad en la licuadora y agrega el cilantro,
cebolla verde, pimiento, jugo de limón, agua, pimienta de cayena y tomates.
- Asegúrate de mezclar hasta que quede suave.
- Ahora, agrega el pepino restante junto con el melón. Pulsa una vez.
- Mezclar con sal, pimienta y aceite de oliva.
- ¡Disfruta!

Gazpacho Verde

Ingredientes:

- Pimiento Verde (2)
- Cebolla verde (1/2 taza)
- Tomates (2)
- Agua (1 taza)
- Dientes de ajo (3)
- Jugo de limón (2 cucharadas)
- Sal (Una pizca)
- Pimienta (Pizca)
- Aceite de oliva (3 cucharadas)
- Cilantro (1/4 taza)
- Pepino (1)

Método:

- Comienza pelando el pepino. Coloca la mitad en la licuadora y agrega el cilantro,
cebolla verde, pimiento, jugo de limón, agua, pimienta de cayena y tomates.
- Asegúrate de mezclar hasta que quede suave.
- Ahora, agrega el pepino restante junto con el pimiento. Pulsa una vez.
- Mezcla con sal, pimienta y aceite de oliva.
- ¡Disfruta!

Ensalada De Mango

Ingredientes

Para el Aliño

- Jugo de limón (1 cucharada)
- Pimienta de Cayena (1 cucharadita)
- Agua (1 taza)
- Curry en Polvo (1 cucharada)
- Dijon (4 cucharadas)
- Aminos de coco crudo (4 cucharadas.)
- Pimentón (1 cucharadita)

Para la Ensalada

- Pepinos Rebanados (2)
- Mangos Rebanados (2)
- Zanahorias En Rodajas (5)
- Tomates Cherry a la mitad (2 tazas)
- Semillas de sésamo negro (2 cucharadas)
- Levadura (2 cucharadas)
- Espinacas Picadas (4 Tazas)
- Pimientos Amarillos (1)
- Repollo Rojo Pequeño (1/3)

Método

- Saca el tazón mediano. Añade todos los ingredientes de la ensalada. Ponlos aparte.
- Agarra la licuadora y coloca todos los ingredientes del "aderezo". Mezcla hasta que esté suave.
- Ahora, agrega el aderezo mezclado sobre los ingredientes de la ensalada.
- ¡Disfruta!

Envolturas de Remolacha

Ingredientes

- Cebolla Roja Picada (1)
- Remolacha Picada (2)
- Agua (2 Tazas)
- Polvo de comino (1/2 cucharadita)
- Polvo de ajo (2 cv.)
- Alimento de almendras (1 taza)
- Alimento de linaza (1 taza)
- Levadura (2 cucharadas)

Método

- Comienza con la masa. Saca la licuadora y agrega la remolacha y el agua. Deja que se mezcle hasta que esté suave.
- Ahora, agrega los ingredientes restantes. Continúa mezclando durante dos minutos. Eso debe crear una mezcla consistente.
- Saca el deshidratador y comienza a esparcir la mezcla en la hoja de teflex.
- Coloca el deshidratador en 145F y déjelo reposar durante dos horas.
- Dale la vuelta y déjalo reposar durante otra hora.
- Asegúrate de que las envolturas estén secas antes de retirarlas. Si no, sigue usando el deshidratador a temperatura reducida.
- ¡Disfruta!

CENA

Sopa de Coco y Curry

Ingredientes

- Agua (1/2 taza)
- Zanahoria en cubitos (1)
- Coco (1)
- Curry en Polvo (2 cucharadas)
- Jengibre (1 cucharadita)
- Diente de ajo (1)
- Chili Pepper (1/2)
- Pepinos (2)
- Pimiento Rojo Cortado En Cuadritos (1)
- Cilantro (Puñado)
- Cebolla Picada (2 Cucharadas)

Método

- Comienza con un tazón mediano. Corta todas las verduras y ponlas adentro.
- Ahora, saca la licuadora. Coloca los ingredientes restantes. Mezcla hasta que esté suave.
- Vierta sobre las verduras y calienta si lo deseas (1 minuto en el microondas).
- Cubre con cilantro.
- ¡Disfruta!

Espaguetis Roma

Ingredientes

- Pistachos Crudos (1 taza)
- Semillas de hemp (2 cucharadas)
- Aceitunas negras picadas (1/2 taza)
- Cebolla Roja Picada (1/2)
- Clavo de ajo rallado (2)
- Tomates Rebanados (2 Tazas)
- Calabacín (4)
- Albahaca (5 Tazas)
- Sal (Una pizca)
- Pimienta (Pizca)

Método

- Comienza con un procesador de alimentos. Añade la albahaca, el aceite de oliva y los pistachos. Mezcla hasta que esté suave.
- Ahora, agrega sal + pimienta. Continúa mezclando.
- Coloca en un tazón separado. Añade la cebolla roja, los tomates y el ajo. Licúa por
dos minutos. Ahora, déjalo reposar por dos horas.
- Vamos con el calabacín y córtalo en rebanadas con forma de fideos.
- Revuelve con las otras mezclas. Deja reposar durante 20 minutos.
- ¡Disfruta!

Ensalada De Orégano

Ingredientes

- Tomate en cubitos (1/2 taza)
- Jugo de Limón (1/2 cucharadita)
- Romero (1/8 Cucharada.)
- Orégano (1/4 cucharaditas)
- Aguacate en cubitos (1/2 taza)
- Ajo Picado (1/4 Cucharada)
- Tallarines de calabacín en rodajas (1 taza)

Método

- Agarra un tazón para mezclar. Agrega todos los ingredientes y comience a revolver.
- Sigue con el tazón de servir. Cubre con la cobertura deseada.
- ¡Disfruta!

Kebabs de Verduras

Ingredientes

Para Kebabs

- Berenjena (1)
- Cebolla (1)
- Champiñones Crimini Reducidos (1)
- Pimientos De Naranja Cortados En Cuadritos (2)
- Pimientos Rojos Cortados En Cuadritos (2)
- Tomates de uva amarilla (2)

Para la Marinada

- Cilantro Fresco (1 Taza)
- Aceite de oliva (1 taza)
- Pimiento Rojo Picado (1)
- Jugo de lima (1 taza)
- Sal (Una pizca)
- Ajo Picado (2 Cps.)
- Jengibre rallado (2 cucharadas.)

Método

- Empieza empapando unos palitos de madera. Haz esto durante unos 20 minutos en un bol.
- Saca la licuadora. Agrega todos los ingredientes para la marinada (menos el cilantro). Mezcla durante dos minutos
- Ahora, agrega el cilantro. Pulsa dos veces.
- Comienza a agregar los vegetales a cada brocheta. Remojar con la marinada. Ahora, coloca los kebabs en el horno a 125F durante una hora.
- ¡Disfruta!

Ensalada de Apio y Manzana

Ingredientes

- Manzanas a la mitad (2)
- Perejil fresco picado (2 cucharadas)
- Tallos de apio finamente rebanados (4)
- Agave (2 cucharadas)
- Aceite de oliva (3 cucharadas)
- Jugo de limón fresco (3 cucharadas)
- Nueces quebradas (1/2 taza)
- Sal (Una pizca)
- Pimienta (Pizca)

Método

- Comienza con el jugo de limón, el agave y el aceite de oliva. Ponlos en un tazón pequeño. Aparta a un lado.
- Pasamos al tallo de apio. Los rebanarás en línea recta. Saca un tazón mediano y agrégalos junto con las nueces y el perejil.
- Ahora, toma las manzanas y desecha el corazón.
- Con un cuchillo / pelador, comience a cortar el fondo de cada manzana. El objetivo es hacer un tazón pequeño en la parte inferior de cada manzana. Dejar aparte.
- Añade la carne de manzana al bol con el apio. Además, ponle sal y pimienta.
- Comienza a dividir la mezcla y colócala en tazones de manzana de manera uniforme.
- Guarda en la nevera durante dos horas.
- ¡Disfruta!

Bolas de Brócoli

Ingredientes

- Semillas de girasol (1 taza)
- Sal (Una pizca)
- Nuez moscada fresca (1/4 cucharaditas)
- Cebollas Picadas (1/4 Taza)
- Floretes De Brócoli (2 Tazas)
- Pimienta (Pizca)
- Perejil fresco (1 cucharada)
- Diente de ajo (1)
- Piñones (1/4 taza)
- Aceite de oliva (3 cucharadas)

Método

- Saca un molinillo de café. Coloca las semillas de girasol dentro y comienza a moler. Deberían parecer migajas.
- Remueve las semillas de girasol molidas y agrega a un procesador de alimentos por separado.
- Agrega los ingredientes restantes y procesa por cinco minutos. Debe convertirse en una pasta.
- Saca un tazón mediano y agrega en la mezcla. Coloca en la nevera durante 30 min.
- Saca al menos una cucharadita de mezcla y comience a hacer una bola.
- Activa el horno y comienza a colocar las bolas en una bandeja. Establecer en 335F y dejar reposar por 3 horas
- ¡Disfruta!

Bocaditos de Zanahoria

Ingredientes

- Semillas de girasol (1 taza)
- Sal (una pizca)
- Nuez moscada fresca (1/4 cucharaditas)
- Cebollas Picadas (1/4 Taza)
- Zanahorias Picadas (3)
- Pimienta (Pizca)
- Perejil fresco (1 cucharada)
- Diente de ajo (1)
- Piñones (1/4 taza)
- Aceite de oliva (3 cucharadas)

Método

- Saca un molinillo de café. Coloca las semillas de girasol dentro y comienza a moler. Deberían parecer migajas.
- Remueve las semillas de girasol molidas y agrega a un procesador de alimentos por separado.
- Agrega los ingredientes restantes y procesa por cinco minutos. Debe convertirse en una pasta
- Saca un tazón mediano y agrega en la mezcla. Coloca en la nevera durante 30 min.
- Saca al menos una cucharadita de mezcla y comienza a hacer una bola.
- Activa el horno y comienza a poner las bolas en una bandeja. Ajusta el horno en 335F y dejar reposar por 3 horas
- ¡Disfruta!

Ensalada del Mar

Para el Aliño

- Miel Cruda (1 cucharadita)
- Aceite de sésamo tostado (1 cucharada)
- Jugo de limón (2 cucharadas)
- Salsa Tamari de Soya (1/2 cucharadita)
- Jengibre Rallado (1/8 Cucharada)
- Aceite de sésamo regular (1 cucharada)
- Cayenne (Una pizca)

Para Ensalada:

- Agua (1 taza)
- Espaguetis De Mar (1/4 Taza)
- Palma de Mar (1/4 taza)
- Nori (1/4 Copa)
- Wakame (1/4 Copa)
- Semillas de sésamo (1 cucharada)

Método
- Comienza trabajando en la ensalada. Remoja todos los vegetales del mar en un tazón mediano. Utiliza agua para esto
- Deja reposar el tazón durante 1 hora.
- Desecha el agua.
- Ahora, vamos con el aderezo. Saca el recipiente por separado y agrega todos los ingredientes.
Mezcla todo durante dos minutos.
- Agrega el aderezo en un tazón con vegetales de mar.
- Cubre con semillas de sésamo.
- ¡Disfruta!

Dip De Guisantes y Menta

- Limón Orgánico (1)
- Guisantes Verdes (3 Tazas)
- Diente de ajo (1)
- Aceite de oliva (1/3 taza)
- Jugo de limón (3 cucharadas.)
- Hojas de menta (1/4 taza)
- Sal (Una pizca)
- Tahini crudo (1 cucharada.)

Método

- Saca un tazón pequeño. Coloca los guisantes dentro y déjelos descongelar (si están congelados).
- Ahora, toma una olla y agrega agua. Ponla a hervir durante cinco minutos. Colocar los guisantes dentro de la olla durante 3 minutos. Ponlos aparte.
- Saca el procesador de alimentos y coloca el ajo dentro. Pulsa dos veces.
- Agrega los ingredientes restantes y deja que se mezcla bien.
- ¡Disfruta!

Bocaditos De Calabacín

Ingredientes

- Semillas de girasol (1 taza)
- Sal (Una pizca)
- Nuez moscada fresca (1/4 cucharaditas)
- Cebollas Picadas (1/4 Taza)
- Calabacines en cubitos (2 tazas)
- Pimienta (Pizca)
- Perejil fresco (1 cucharada.)
- Diente de ajo (1)
- Piñones (1/4 taza)
- Aceite de oliva (3 cucharadas)

Método

- Saca un molinillo de café. Coloca las semillas de girasol dentro y comienza a moler. Deberían parecer migajas.
- Remueve las semillas de girasol molidas y agrega a un procesador de alimentos por separado.
- Agrega los ingredientes restantes y procesa por cinco minutos. Debe convertirse en una pasta.
- Saca un tazón mediano y agrega en la mezcla. Coloca en la nevera durante 30 min.
- Saca al menos una cucharadita de mezcla y comience a hacer una bola.
- Activa el horno y comienza a colocar las bolas en una bandeja. Establecer en 335F y dejar reposar por 3 horas
- ¡Disfruta!

Fideos De Maní

Ingredientes

Para la salsa

- Maní crudo (1 taza)
- Jugo de limón (1/3 taza)
- Sal (1 cucharadita)
- Perejil Fresco (Una pizca)
- Dientes de ajo (2)
- Stevia orgánica (1 gota)
- Agua (3/4 taza)
- Aceite de oliva (1 cucharadita)

Para los fideos
- Calabacín en rodajas finas (2 tazas)

Método

- Saca la licuadora. Agrega todos los ingredientes para la "salsa" y mezcla hasta
que esté suave.
- Ahora, toma el calabacín en rodajas y mezcla en un recipiente aparte con la salsa.
- ¡Disfruta!

Falafels

Ingredientes

- Perejil Seco (1/3 Taza)
- Dientes de ajo picados (3)
- Garbanzos (2 Tazas)
- Comino molido (2 cucharadas)
- Cebolla Picada (1/2)
- Tahini (1 cucharada)
- Cilantro molido (2 cucharadas)
- Semilla de chía (1 cucharada)
- Agua (2 cucharadas)
- Comida de almendras (3 cucharadas)

Método

- Saca el procesador de alimentos. Agrega el ajo, el cilantro, el agua, el comino, la cebolla, el tahini, perejil y garbanzos.
- Procesa durante dos minutos. Asegúrate de que esté suave.
- Ahora, comienza a dar forma a la mezcla en bolitas pequeñas. Haz esto uniformemente.
- Deja reposar las bolas en la nevera durante 30 minutos.
- ¡Disfruta!

Vegetales Revueltos

Ingredientes

- Pepino (1/4)
- Almendras (1 taza)
- Agua (1/2 taza)
- Sal (Una pizca)
- Curry en polvo (1 cucharada)
- Semillas de girasol (1/2 taza)
- Tomate (1)
- Pimiento Rojo (1)
- Perejil (Una pizca)

Método

- Saca el procesador de alimentos. Coloca las almendras y las semillas de girasol y pulsa tres veces.
- Ahora, agrega el agua junto con la sal y el curry en polvo. Mezcla bien.
- Comienza a picar tomate, pimiento rojo y pepino.
- Saca la mezcla del procesador de alimentos y agrega a las verduras picadas.
- Decorar con perejil.
- ¡Disfruta!

Tarta de Tomate

Ingredientes

Para tartas

- Tomate Naranja (1)
- Tomate Amarillo (1)
- Tomate Naranja (1)

Para la corteza

- Diente de ajo (2)
- Sal (Una pizca)
- Rúgula (2 Tazas)
- Aceite de oliva (2 cucharadas.
- Piñones (1/4 tazas)

Método

- Comienza con el molde de tarta de queso. Coloca papel pergamino dentro.
- Saca un procesador de alimentos y coloca todos los ingredientes de la "corteza" dentro. Procesa durante dos minutos
- Coloca dos cucharadas de esta mezcla en el molde para pastel de queso.
- Ahora, comienza a cortar los tomates. Alterna entre cada una a medida que los pones como capas uno encima del otro
- Haz capas hasta la parte superior de su bandeja.
- Escurra el agua del tomate al fregadero.
- Coloca la bandeja de queso en el congelador durante 10 minutos. Cubre con hojas de rúgula (si deseas).
- ¡Disfruta!

Bocaditos de Tomate

Ingredientes

- Semillas de girasol (1 taza)
- Sal (Una pizca)
- Nuez moscada fresca (1/4 cucharaditas)
- Cebollas Picadas (1/4 Taza)
- Tomates en cubitos (2 tazas)
- Pimienta (Pizca)
- Perejil fresco (1 cucharada)
- Diente de ajo (1)
- Piñones (1/4 taza)
- Aceite de oliva (3 cucharadas)

Método

- Saca un molinillo de café. Coloca las semillas de girasol dentro y comienza a moler. Deberían parecer migajas.
- Remueve las semillas de girasol molidas y agrega a un procesador de alimentos por separado.
- Agrega los ingredientes restantes y procesa por cinco minutos. Debe convertirse en una pasta.
- Saca un tazón mediano y agrega en la mezcla. Coloca en la nevera durante 30 min.
- Saca al menos una cucharadita de mezcla y comience a hacer una bola.
- Activa el horno y comienza a colocar las bolas en una bandeja. Establecer en 335F y dejar reposar por 3 horas
- ¡Disfruta!

Fideos de Almendra

Ingredientes

Para la salsa

- Almendras Crudas (1 Copa)
- Jugo de limón (1/3 taza)
- Sal (1 cucharadita)
- Perejil Fresco (Una pizca)
- Dientes de ajo (2)
- Stevia orgánica (1 gota)
- Agua (3/4 taza)
- Aceite de oliva (1 cucharadita)

Para los fideos

- Calabacín en rodajas finas (2 tazas)

Método

- Saca la licuadora. Agrega todos los ingredientes para la "salsa" y mezcla hasta que esté suave.
- Ahora, toma el calabacín en rodajas y mezcla en un recipiente aparte con la salsa.
- ¡Disfruta!

Espaguetis de Verano

Ingredientes

Para los espaguetis

- Arándanos frescos (1/2 taza)
- Calabaza de verano (1/4)
- Manzana Pelada (1)
- Fragmento de acelga suiza (1 taza)

Para la salsa

- Agua (3/4 taza)
- Jengibre fresco picado (1/2 cucharada)
- Cilantro molido (1/2 cucharada)
- Hojuelas de pimiento picante (1/4 cucharaditas)
- Nuez moscada molida (1/4 cucharaditas)
- Comino molido (1/4 cucharada)
- Canela Molida (1/2 cucharadita)
- Miel (1 cucharada)
- Mantequilla de almendras (1/2 taza)

Método

- Comienza pelando la calabaza de verano. Utiliza la máquina de cortar para hacer esto (convertir en fideos).
- Toma un tazón grande y agrega los fideos con manzana, arándanos y el resto de los vegetales
- Saca la licuadora y mezcla todos los ingredientes. Mezcla hasta que esté suave.
- ¡Disfruta!

Arroz Frito Salteado con Ajo

Ingredientes

Para Saltear

- Pimiento (1)
- Cebolla Pequeña Rebanada (1/4)
- Apio Rebanado (4)
- Champiñones Rebanados (1 Taza)

Para el arroz

- Diente de ajo (1)
- Sal (Una pizca)
- Levadura (2 cucharadas)
- Celeri en cubitos (1)

Para la salsa

- Vinagre de sidra (2 cucharadas)
- Nama Shoyu (2 cucharadas)
- Tahini crudo (1/4 taza)
- Diente de ajo picado (1)

Método

- Comienza con el arroz. Combina todos los ingredientes y coloca en el procesador de alimentos. Pulsa tres veces. Deja aparte.
- Saca un tazón grande y combina los vegetales.
- Agrega los ingredientes para tu "salsa" en un tazón con vegetales. Bate por dos minutos.
- Sirve con arroz.
- ¡Disfruta!

Sopa de Cebolla Roja

Ingredientes

- Agua (1/2 taza)
- Zanahoria en cubitos (1)
- Cebolla Roja Cortada En Cuadritos (1)
- Curry en Polvo (2 cucharaditas)
- Jengibre (1 cucharadita)
- Diente de ajo (1)
- Chili Pepper (1/2)
- Pepinos (2)
- Pimiento Rojo Cortado En Cuadritos (1)
- Cilantro (Puñado)
- Cebolla Picada (2 Cucharadas)

Método

- Comienza con un tazón mediano. Corta todos los vegetales y ponlos dentro.
- Ahora, saca la licuadora. Coloca los ingredientes restantes. Mezcla hasta que esté suave.
- Vierte sobre los vegetales y calienta si lo deseas (1 minuto en el microondas).
- Cubre con cilantro.
- ¡Disfruta!

Envolturas Mediterráneas

Ingredientes

- Vinagre de vino tinto (1 cucharadita)
- Mostaza Dijon (1/2 cucharadita)
- Sal (Una pizca)
- Apio en cubitos (1/4 de taza)
- Pimiento rojo cortado en cubitos (2 cucharadas)
- Manzana en cubitos (1/4 taza)
- Frijoles Lima (1 Copa)
- Jarabe de arce (1/4 cucharaditas)
- Tamari (1 Cucharada)
- Gránulos (1/2 cucharaditas)
- Jugo de limón (2 cucharaditas)
- Pimienta Negra Molida (Pizca)
- Leche De Almendras (2 cucharadas)
- Tahini (4 Cucharadas)

Método

- Agarra un tazón grande. Añade jugo de limón, vinagre de vino tinto, leche, jarabe de arce, pimienta, sal, mostaza, tamari y gránulos.
- Bate todo durante dos minutos.
- Ahora, agrega los frijoles junto con el pimiento, el apio y la manzana. Revuelva bien y luego coloca en la nevera durante una hora.
- ¡Disfruta!

Espaguetis de Zanahoria

Ingredientes

Para los espaguetis

- Arándanos rojos frescos (1/2 taza)
- Zanahorias (2)
- Manzana Pelada (1)
- Fragmento de acelga suiza (1 taza)

Para la salsa

- Agua (3/4 taza)
- Jengibre fresco picado (1/2 cucharada)
- Cilantro molido (1/2 cv)
- Escamas de pimiento picante (1/4 cucharaditas)
- Nuez moscada molida (1/4 cucharaditas)
- Comino molido (1/4 cucharada)
- Canela Molida (1/2 cucharadita)
- Miel (1 cucharada)
- Mantequilla de almendras (1/2 taza)

Método

- Comienza por pelar las zanahorias. Utiliza la máquina cortadora para hacer esto (convertir en fideos).
- Toma un tazón grande y agrega los fideos con manzana, arándanos y el resto de los vegetales.
- Saca la licuadora y mezcla todos los ingredientes. Mezcla hasta que esté suave.
- ¡Disfruta!

Ceviche

Ingredientes

- Tomate Finamente Picado (1)
- Jícama Pelada (1)
- Aguacate Cubicado (1/2)
- Sal (Una pizca)
- Pimienta (Pizca)
- Jugo de lima (2 cucharadas)
- Cilantro finamente picado (1/4 taza)
- Cebolla roja finamente picada (1/4 taza)

Método

- Comienza por tomar un tazón mediano. Añade la cebolla roja, jícama, tomate, cilantro, sal y jugo de limón. Guarda en la nevera durante al menos 30 minutos.
- Ahora, agrega el aguacate y comienza a mezclar. Haz esto durante dos minutos.
- ¡Disfruta!

Tarta De Banana

Ingredientes

Para tartas

• Bananas (3)

Para la corteza
• Diente de ajo (2)
• Sal (Una pizca)
• Rúgula (2 Tazas)
• Aceite de oliva (2 cucharadas)
• Piñones (1/4 tazas)

Método

• Comienza con el molde de tarta de queso. Coloca papel pergamino dentro.
• Saque un procesador de alimentos y coloca todos los ingredientes de la "corteza" dentro. Procesa durante dos minutos
• Coloca dos cucharadas de esta mezcla en el molde para pastel de queso.
• Ahora, comienza a cortar la fruta y agrega a la sartén.
• Escurre el agua del tomate al fregadero.
• Coloca la bandeja de queso en el congelador durante 10 minutos. Cubre con hojas de rúgula (si lo deseas).
• ¡Disfruta!

Bolas De Coliflor

Ingredientes

- Semillas de girasol (1 taza)
- Sal (Una pizca)
- Nuez moscada fresca (1/4 cucharaditas)
- Cebollas Picadas (1/4 Taza)
- Coliflor En Cuadritos (2 Tazas)
- Pimienta (Pizca)
- Perejil fresco (1 cucharada)
- Diente de ajo (1)
- Piñones (1/4 taza)
- Aceite de oliva (3 cucharadas)

Método

- Saca un molinillo de café. Coloca las semillas de girasol dentro y comienza a moler. Deberían parecer migajas.
- Remueve las semillas de girasol molidas y agrega a un procesador de alimentos por separado.
- Agrega los ingredientes restantes y procesa por cinco minutos. Debe convertirse en una pasta.
- Saca un tazón mediano y agrega en la mezcla. Coloca en la nevera durante 30 min.
- Saca al menos una cucharadita de mezcla y comience a hacer una bola.
- Activa el horno y comienza a colocar las bolas en una bandeja. Establecer en 335F y dejar reposar por 3 horas
- ¡Disfruta!

Espaguetis de Col

Ingredientes

Para los espaguetis

- Arándanos rojos frescos (1/2 taza)
- Col (1/4)
- Manzana Pelada (1)
- Acelga suiza picada (1 taza)

Para la salsa

- Agua (3/4 taza)
- Jengibre fresco picado (1/2 cucharada)
- Cilantro molido (1/2 cucharadita)
- Escamas de pimiento picante (1/4 cucharaditas)
- Nuez moscada molida (1/4 cucharaditas)
- Comino molido (1/4 cucharada)
- Canela Molida (1/2 cucharadita)
- Miel (1 cucharada)
- Mantequilla de almendras (1/2 taza)

Método

- Comenzar pelando la col. Utiliza la máquina de cortar para hacer esto (convertir en fideos).
- Toma un tazón grande y agrega los fideos con manzana, arándanos y el resto de los vegetales.
- Saca la licuadora y mezcla todos los ingredientes. Mezcla hasta que esté suave.
- ¡Disfruta!

Explosión de Mango y Arándanos

Ingredientes

- Mango en cubos (1/2 taza)
- Mezcla de ensalada de primavera (2 puñados)
- Pacanas orgánicas (1/4 taza)
- Arándanos (1/2 taza)
- Aderezo Tahini (2 cucharadas)

Método

- Comienza agregando la mezcla de ensalada de primavera en un tazón mediano. Agrega el resto de los ingredientes.
- Mezcla durante al menos dos minutos.
- Agrega el aderezo de tahini en la parte superior.
- ¡Disfruta!

Tarta De Pera

Ingredientes

Para tartas

• Peras (3)

Para la corteza

• Diente de ajo (2)
• Sal (Una pizca)
• Rúgula (2 Tazas)
• Aceite de oliva (2 cucharadas.)
• Piñones (1/4 tazas)

Método

• Comienza con el molde de tarta de queso. Coloca papel pergamino dentro.
• Saque un procesador de alimentos y coloca todos los ingredientes de la "corteza" dentro. Procesa durante dos minutos
• Coloca dos cucharadas de esta mezcla en el molde para pastel de queso.
• Ahora, comienza a cortar la fruta y agrega a la sartén.
• Escurre el agua del tomate al fregadero.
• Coloca la bandeja de queso en el congelador durante 10 minutos. Cubre con hojas de rúcula (si lo deseas).
• ¡Disfruta!

Envoltura de Higo y Hummus

Ingredientes

Para la envoltura

- Espinacas (2 Tazas)
- Aceitunas negras picadas (1/3 de taza)
- Aguacate Rebanado (1)
- Hojas de Col Verde (2)
- Calabacín (1/2 taza)
- Hummus (1/2)

Para el hummus

- Ajo Picado (2 cucharadas)
- Comino molido (1/2 cucharadita)
- Sal (1 cucharadita)
- Higos (2 Tazas)
- Tahini (1/3 taza)
- Jugo de limón (1/3 taza)
- Semillas de sésamo (1/2 taza)

Método

- Comience cortando hojas y retira los tallos de las hojas de col. Debería hacer
cuatro piezas.
- Agarra las hojas de espinaca y pon encima cada pieza. Ahora, empieza a añadir el hummus (visita a siguiente sección sobre cómo preparar hummus) en la parte inferior de cada hoja.
- Cubra con aceitunas negras, calabacín y aguacate.

Para el hummus

• Agarra un procesador de alimentos. Añade todos los ingredientes. Procesa hasta que quede suave.
• Añade a la receta como se indica anteriormente.

Delicia de Col

Ingredientes

- Semillas de girasol (1 taza)
- Sal (Una pizca)
- Nuez moscada fresca (1/4 cucharaditas)
- Cebollas Picadas (1/4 Taza)
- Repollo En Cuadritos (2 Tazas)
- Pimienta (Pizca)
- Perejil fresco (1 cucharada)
- Diente de ajo (1)
- Piñones (1/4 taza)
- Aceite de oliva (3 cucharadas)

Método

- Saca un molinillo de café. Coloca las semillas de girasol dentro y comienza a moler. Deberían parecer migajas.
- Remueve las semillas de girasol molidas y agrega a un procesador de alimentos por separado.
- Agrega los ingredientes restantes y procesa por cinco minutos. Debe convertirse en una pasta.
- Saca un tazón mediano y agrega en la mezcla. Coloca en la nevera durante 30 min.
- Saca al menos una cucharadita de mezcla y comience a hacer una bola.
- Activa el horno y comienza a colocar las bolas en una bandeja. Establecer en 335F y dejar reposar por 3 horas
- ¡Disfruta!

Fideos De Coco

Ingredientes

Para la salsa

- Coco Crudo (1 Taza)
- Jugo de limón (1/3 taza)
- Sal (1 cucharadita)
- Perejil Fresco (Una pizca)
- Dientes de ajo (2)
- Stevia orgánica (1 gota)
- Agua (3/4 taza)
- Aceite de oliva (1 cucharadita)

Para los fideos

- Calabacín en rodajas finas (2 tazas)

Método

- Saca la licuadora. Agrega todos los ingredientes para la "salsa" y mezcla hasta
que esté suave.
- Ahora, toma el calabacín en rodajas y mezcla en un recipiente aparte con la salsa.
- ¡Disfruta!

Postres

Bolas de Limón

Ingredientes

Ingredientes Húmedos

- Jugo de limón (3 cucharadas.)
- Jarabe de arce (1/3 taza)
- Extracto de almendra (1/2 cucharadita)
- Aceite de coco derretido (1 cucharada)
- Cáscara de limón (1 cucharada)

Ingredientes secos

- Sal (Una pizca)
- Coco Rallado (1 Taza)
- Avena Enrollada (1 Taza)
- Cúrcuma (1/4 Cucharada)
- Semillas de chía (1 cucharada)
- Semillas de hemp (2 cucharadas)
- Maca en Polvo (1/2 cucharadita)

Método

- Saca el procesador de alimentos. Agrega todos los ingredientes "secos" en el procesador durante dos minutos.
- Ahora, agrega los ingredientes "húmedos". Pulsa hasta que la mezcla esté pegajosa.
- Saca un tazón mediano y agrega la mezcla. Colocar en nevera durante 15 min.

- Saca de la nevera y comienza a formar bolas. La mezcla debe producir al menos 10-12 bolas.
- Deja en la nevera durante al menos 5 días.
- ¡Disfruta!

Pudín de Mango

Ingredientes

- Mango en cubos (1)
- Leche cruda de nuez (1/2 taza)
- Fruta de la pasión (2)
- Cúrcuma (Una pizca)
- Jugo de lima (2 cucharadas)
- Miel (1 cucharada)
- Semillas de chía (1/4 taza)

Método

- Saca un tazón mediano. Añade la cúrcuma, la fruta de la pasión, las semillas de chia, jugo de limón, leche de nuez y miel.
- Revuelve durante 10 minutos. Deja remojar durante la noche en la nevera.
- Ahora, empieza a trabajar en los mangos. Añade a un vaso y cubre con pudín.
- ¡Disfruta!

Sorbete de Mango

Ingredientes

- Mango Fresco (2 Tazas)
- Bananas En Rodajas (3)
- Miel (2 cucharadas)

Método:

• Saca el procesador de alimentos. Agrega la fruta y procesa hasta que quede suave. • Toma un tazón mediano y coloca la mezcla dentro. Pon en el congelador por a
menos 4 horas
• Ahora, agrega en los tazones para servir y cubre con miel. Haz esto uniformemente.
•¡Disfruta!

Bocaditos de Lima

Ingredientes

Para la salsa

- Almendras (2 Tazas)
- Dátiles (2 Tazas)
- Jengibre (Pizca)
- Aceite de coco (1 cucharada)
- Mantequilla de almendras (1 cucharada)
- Chile Pequeño (1/2)
- Jugo de limón (3 cucharadas.)
- Anacardos crudos (2 tazas)
- Pimienta Negra (Pizca)

Método

- Saca la licuadora y coloca todos los ingredientes dentro. Mezcla hasta que esté suave.
- Ahora, saca la mezcla y comienza a dar forma a las bolas (el tamaño depende de ti).
- Poner en el congelador durante la noche.
- Por la mañana, sácalos y coloca la bandeja de bolas en el refrigerador por otras 12 horas
- ¡Disfruta!

Pudín de Durazno

Ingredientes

- Melocotones en cubos (2)
- Leche cruda de nuez (1/2 taza)
- Fruta de la pasión (2)
- Cúrcuma (Una pizca)
- Jugo de lima (2 cucharadas)
- Miel (1 cucharada)
- Semillas de chía (1/4 taza)

Método

- Saca un tazón mediano. Añade la cúrcuma, la fruta de la pasión, las semillas de chia, jugo de limón, leche de nuez y miel.
- Revuelve durante 10 minutos. Deja remojar durante la noche en la nevera.
- Ahora, empieza a trabajar en los melocotones. Añádelos a un vaso y cubre con pudín.
- ¡Disfruta!

Galletas de Zarzamora

Ingredientes

Para galletas

- Sal (Una pizca)
- Coco rallado (1/4 taza)
- Dátiles de Medjool sin hueso (3/4 taza)
- Extracto de vainilla (1 cucharadita)
- Tahini crudo (1 taza)
- Polvo de Mesquite (1/2 cucharadita)
- Canela (1/2 cucharadita)

Para rellenar

- Zarzamoras (2/3 taza)
- Semillas de chía (1 cucharadita)
- Jarabe de arce (2 cucharaditas)

Método

- Saca el procesador de alimentos y agrega las semillas de chía, el jarabe de arce y las frutas. Mezcla hasta que esté suave.
- Saca un tazón mediano y coloca la mezcla dentro.
- Refrigera durante 45 minutos.
- Ahora, pasemos a las "galletas". Saca un plato (con papel pergamino).
- Coloca las dátiles Medjool en un procesador de alimentos. Debería crear un textura de pasta.
- Agrega los ingredientes restantes. Procesa.
- Ahora, comienza a usar una cucharilla y crea cookies.

- Presiona en la placa forrada para crear una forma de galleta. Usando el dedo, presione en el centro de cada cookie para crear un espacio (se utilizará más adelante).
- Coloca las galletas en la nevera durante al menos 20 minutos. Deberían ponerse duras.
- Es hora de armar las galletas ahora.
- Retira las galletas y el relleno del refrigerador.
- Toma una cucharada de relleno y colócala en cada espacio de la galleta que se dejó antes.
- ¡Disfruta!

Sorbete de Manzana

Ingredientes

• Manzanas Frescas (2 Tazas)
• Bananas En Rodajas (3)
• Miel (2 cucharadas.)

Método:

• Saca el procesador de alimentos. Agrega la fruta y procesa hasta que quede suave. • Toma un tazón mediano y coloca la mezcla dentro. Pon en el congelador por a
menos 4 horas
• Ahora, agrega en los tazones para servir y cubre con miel. Haz esto uniformemente.
•¡Disfruta!

Trufas De Pecán

Ingredientes

- Dátiles Medjool (8)
- Pacanas (2 Tazas)
- Arándanos rojos secos (1 Taza)
- Aceite de coco orgánico derretido (2 cucharadas)
- Polvo de vainilla (1/2 cucharadita)
- Polvo de cacao crudo (1/4 taza)

Método

- Coge el procesador de alimentos y agrega todos los ingredientes (menos los arándanos). Procesa hasta formar una migaja.
- Ahora, agrega los arándanos. Pulsa tres veces
- Comienza a eliminar pequeñas cantidades de la mezcla y crea bolas con tus
manos.
- Coloca en la nevera durante 15 minutos. Asegúrate de que estén firmes antes de sacarlas.
- ¡Disfruta!

Helado de Calabaza

Ingredientes

- Agua (1 taza)
- Anacardos crudos (2 tazas)
- Jarabe de arce (1/3 taza)
- Calabaza (1 taza)
- Carne De Coco (2 Tazas)
- Polvo de vainilla (1 cucharadita)
- Dátiles de Medjool sin hueso (4)

Método

- Coloca los ingredientes en la licuadora. Asegúrate de que se forme la masa gruesa.
- Saca un tazón mediano y vierta la mezcla.
- Coloca el recipiente en el congelador durante seis horas.
- Saca del congelador y déjalo en una mesa / mostrador durante 20 minutos para descongelar.
- ¡Disfruta!

Helado de Tahini

Ingredientes

- Jarabe de arce (1 taza)
- Agua (2 Tazas)
- Sal (Una pizca)
- Canela (Pizca)
- Semillas de calabaza (2 tazas)
- Tahini orgánico (1/2 taza)

Método

- Coge la máquina para hacer helados y coloca todos los ingredientes.
- Asegúrate de hacer una pequeña prueba de sabor antes de servir. Si es necesario, por favor endulza con jarabe de arce adicional como desees.
- ¡Disfruta!

Galletas de Cereza

Ingredientes

Para galletas

- Sal (Una pizca)
- Coco rallado (1/4 taza)
- Dátiles de Medjool sin hueso (3/4 taza)
- Extracto de vainilla (1 cucharadita)
- Tahini crudo (1 taza)
- Polvo de Mezquite (1/2 cucharadita)
- Canela (1/2 cucharadita)

Para rellenar

- Cerezas picadas (2/3 taza)
- Semillas de chía (1 cv.)
- Jarabe de arce (2 cv.)

Método

- Saca el procesador de alimentos y agrega las semillas de chía, el jarabe de arce y las frutas. Mezcla hasta que esté suave.
- Saca un tazón mediano y coloca la mezcla dentro.
- Refrigera durante 45 minutos.
- Ahora, pasa a las "galletas". Saca un plato (con papel pergamino).
- Coloca las dátiles Medjool en un procesador de alimentos. Debería crear un textura de pasta.
- Agrega los ingredientes restantes. Procesa.
- Ahora, comienza a usar una cucharilla y crea galletas.

- Presiona en la placa forrada para crear una forma de galleta. Usando el dedo, presione en el centro de cada galleta para crear un espacio (se utilizará más adelante).
- Coloca las galletas en la nevera durante al menos 20 minutos. Deberían estar duras.
- Es hora de armar las galletas ahora.
- Retira las galletas y el relleno del refrigerador.
- Toma una cucharada de relleno y colócala en cada espacio que se creó antes.
- ¡Disfruta!

Sorbete Único

Ingredientes

- Bayas de goji frescas (2 tazas)
- Manzanas Frescas (1 Taza)
- Bananas En Rodajas (3)
- Miel (2 cucharadas.)

Método:

- Saca el procesador de alimentos. Agrega la fruta y procesa hasta que quede suave. • Toma un tazón mediano y coloca la mezcla dentro. Pon en el congelador por lo menos 4 horas
- Ahora, agrega en los tazones para servir y cubre con miel. Haz esto uniformemente.
- ¡Disfruta!

Helado de Chocolate con Mango

Ingredientes

- Agua (1 taza)
- Anacardos crudos (2 tazas)
- Jarabe de arce (1/3 taza)
- Mango (1 taza)
- Carne De Coco (2 Tazas)
- Chips de chocolate veganos (1/3 taza)
- Polvo de vainilla (1 cucharadita)
- Dátiles de Medjool sin hueso (4)

Método

- Coloca los ingredientes (menos las chispas de chocolate) en la licuadora. Asegúrate que se forme una masa espesa.
- Saque un tazón mediano y vierta la mezcla. Ahora, agrega las chispas de chocolate
- Coloca el recipiente en el congelador durante seis horas.
- Saca del congelador y déjalo en una mesa/mostrador durante 20 minutos para descongelar.
- ¡Disfruta!

Donas Glaseadas

Ingredientes

- Sal (Una pizca)
- Nueces crudas (1/3 taza)
- Coco Rallado Crudo (1 Taza)
- Dátiles Medjool (4)
- Agave crudo (2 cucharadas)
- Extracto de vainilla (1/2 cucharadita)
- Canela molida (1/4 cucharaditas)

Método

- Saca el procesador de alimentos. Agrega el coco rallado y pulsa hasta que una mezcla aceitosa se forme.
- Ahora, agrega la canela, la sal, las nueces y la vainilla. Procesa hasta que quede suave.
- Agrega las dátiles y sigue el proceso durante dos minutos.
- Agrega el agave y sigue procesando hasta que la mezcla se amontone.
- Retira la mezcla en porciones pequeñas y comienza a crear bolas con las manos.
- Coloca estas donas en un deshidratador durante 2 horas (a 125F).
- ¡Disfruta!

Sorbete de Albaricoque

Ingredientes

- Albaricoques Frescos (2 Tazas)
- Bananas En Rodajas (3)
- Miel (2 cucharadas.)

Método:

- Saca el procesador de alimentos. Agrega la fruta y procesa hasta que quede suave.
- Toma un tazón mediano y coloca la mezcla dentro. Mete en el congelador por al
menos 4 horas
- Ahora, agrega en los tazones para servir y cubre con miel. Haz esto uniformemente.
- ¡Disfruta!

Mantequilla De Canela con Arce

Ingredientes

- Extracto de arce (1 Cucharada)
- Canela (1 cucharada)
- Nueces crudas (1 taza)
- Semillas de calabaza crudas (3 tazas)
- Sal (Una pizca)
- Extracto de vainilla (1 cucharadita)
- Azúcar de coco (3/4 taza)

Método

- Saca la licuadora y colócala a alta velocidad. Ahora, agrega nueces y semillas. Mezcla hasta que esté suave.
- Mezcla los ingredientes restantes y licúa hasta que quede suave.
- ¡Disfruta!

Helado de Pistacho

Ingredientes

- Agua (1 taza)
- Anacardos crudos (2 tazas)
- Jarabe de arce (1/3 taza)
- Pistachos (1/2 taza)
- Carne De Coco (2 Tazas)
- Polvo de vainilla (1 cucharadita)
- Dátiles de Medjool sin hueso (4)

Método

- Coloca los ingredientes en la licuadora. Asegúrate de que se crea la masa gruesa.
- Saca un tazón mediano y vierte la mezcla.
- Coloca el recipiente en el congelador durante seis horas.
- Saca del congelador y déjalo en una mesa/mostrador durante 20 minutos para descongelar.
- ¡Disfruta!

Corteza de Almendra con Sal

Ingredientes

- Polvo de cacao crudo (1 taza)
- Mantequilla de cacao derretida (1/2 taza)
- Néctar de coco (1 cucharada)
- Almendras picadas (1/2 taza)
- Sal (Una pizca)

Método

- Saca una olla pequeña y agrega la manteca de cacao.
- Agrega el polvo de cacao y comienza a batir durante dos minutos.
- Una vez que esté suave, agrega el néctar de coco y las almendras. Mezcla por dos minutos adicionales.
- Saque una bandeja (con pergamino) y espolvorea sal en su superficie.
- Vierta la mezcla sobre la bandeja.
- Colócalo en la nevera durante 25 minutos y estará listo para comenzar.
- ¡Disfruta!

Sorbete de Pera

Ingredientes

- Peras Frescas (2 Tazas)
- Bananas En Rodajas (3)
- Miel (2 cucharadas)

Método:

- Saca el procesador de alimentos. Agrega la fruta y procesa hasta que quede suave.
- Toma un tazón mediano y coloca la mezcla dentro. Ponla en el congelador por al menos 4 horas
- Ahora, agrega en los tazones para servir y cubre con miel. Haz esto uniformemente.
- ¡Disfruta!

Mantequilla de Miel

Ingredientes

- Miel (1 cucharadita)
- Canela (1 cucharada.)
- Nueces crudas (1 taza)
- Semillas de calabaza crudas (3 tazas)
- Sal (Una pizca)
- Extracto de vainilla (1 cucharadita)
- Azúcar de coco (3/4 taza)

Método

- Saca la licuadora y colócala a alta velocidad. Ahora, agrega en nueces y semillas. Mezcla hasta que esté suave.
- Mezcla los ingredientes restantes y licúa hasta que quede suave.
- ¡Disfruta!

Helado de Almendras

Ingredientes

- Agua (1 taza)
- Anacardos crudos (2 tazas)
- Jarabe de arce (1/3 taza)
- Pistachos (1/2 taza)
- Almendras (1/2 taza)
- Carne De Coco (2 Tazas)
- Polvo de vainilla (1 cucharadita)
- Dátiles de Medjool sin hueso (4)

Método

- Coloca los ingredientes en la licuadora. Asegúrate de que se forme una masa gruesa.
- Saca un tazón mediano y vierte la mezcla.
- Coloca el recipiente en el congelador durante seis horas.
- Saca del congelador y déjalo en una mesa / mostrador durante 20 minutos para descongelar.
- ¡Disfruta!

Corteza de Nuez

Ingredientes

- Polvo de cacao crudo (1 taza)
- Mantequilla de cacao derretida (1/2 taza)
- Néctar de coco (1 cucharada)
- Nueces picadas (1/2 taza)
- Sal (Una pizca)

Método

- Saca una olla pequeña y agrega la manteca de cacao.
- Agrega el polvo de cacao y comienza a batir durante dos minutos.
- Una vez que esté suave, agrega el néctar de coco y las nueces. Mezcla por dos minutos adicionales.
- Saca una bandeja (con pergamino) y espolvorea sal en su superficie.
- Vierte la mezcla sobre la bandeja
- Colócala en la nevera durante 25 minutos y estará lista para servir.
- ¡Disfruta!

Sorbete de Arándanos

Ingredientes

- Arándanos Frescos (2 Tazas)
- Bananas En Rodajas (3)
- Miel (2 cucharadas)

Método:

• Saca el procesador de alimentos. Agrega la fruta y procesa hasta que quede suave. • Toma un tazón mediano y coloca la mezcla dentro. Pon en el congelador por al menos 4 horas
• Ahora, agrega en los tazones para servir y cubre con miel. Haz esto uniformemente.
•¡Disfruta!

Mantequilla de Canela y Melaza

Ingredientes

- Melaza negra (1 cucharadita)
- Canela (1 cucharada.)
- Nueces crudas (1 taza)
- Semillas de calabaza crudas (3 tazas)
- Sal (Una pizca)
- Extracto de vainilla (1 cucharadita)
- Azúcar de coco (3/4 taza)

Método

- Saca la licuadora y colócala a alta velocidad. Ahora, agrega nueces y semillas. Mezcla hasta que esté suave.
- Vierte los ingredientes restantes y mezcla hasta que quede suave.
- ¡Disfruta!

Helado de Calabaza (Butternut)

Ingredientes

- Agua (1 taza)
- Anacardos crudos (2 tazas)
- Calabaza picada desecada (1/2 taza)
- Jarabe de arce (1/3 taza)
- Pistachos (1/2 taza)
- Carne De Coco (2 Tazas)
- Polvo de vainilla (1 cucharadita)
- Dátiles de Medjool sin hueso (4)

Método

- Coloca los ingredientes en la licuadora. Asegúrate de que se forme la masa gruesa.
- Saca un tazón mediano y vierte la mezcla.
- Coloca el recipiente en el congelador durante seis horas.
- Saca del congelador y déjalo en una mesa/mostrador durante 20 minutos para descongelar.
- ¡Disfruta!

Corteza de Maní

Ingredientes

- Polvo de cacao crudo (1 taza)
- Mantequilla de cacao derretida (1/2 taza)
- Néctar de coco (1 cucharada.)
- Cacahuetes picados (1/2 taza)
- Sal (Una pizca)

Método

- Saca una olla pequeña y agrega la manteca de cacao.
- Agrega el polvo de cacao y comienza a batir durante dos minutos.
- Cuando esté suave, agrega el néctar de coco y las nueces. Mezcla por un adicional dos minutos.
- Saca una bandeja (con pergamino) y espolvorea sal en su superficie.
- Vierta la mezcla sobre la bandeja.
- Colócalo en la nevera durante 25 minutos y estará listo para comenzar.
- ¡Disfruta!

Sorbete de Arándanos

Ingredientes

- Arándanos Frescos (2 Tazas)
- Bananas En Rodajas (3)
- Miel (2 cucharadas)

Método:

- Saca el procesador de alimentos. Agrega la fruta y procese hasta que quede suave.
- Toma un tazón mediano y coloca la mezcla dentro. Pon en el congelador por al
menos 4 horas
- Ahora, agrega en los tazones para servir y cubre con miel. Haz esto uniformemente.
- ¡Disfruta!

Mantequilla de Frutas

Ingredientes

- Mermelada de Manzana (1 cucharada)
- Canela (1 cucharada)
- Nueces crudas (1 taza)
- Semillas de calabaza crudas (3 tazas)
- Sal (Una pizca)
- Extracto de vainilla (1 cucharadita)
- Azúcar de coco (3/4 taza)

Método

- Saca la licuadora y ponla en alta velocidad. Ahora, agrega nueces y semillas. Mezcla hasta que esté suave.
- Vierte los ingredientes restantes y mezcla hasta que quede suave.
- ¡Disfruta!

Helado de Guayaba

Ingredientes

- Agua (1 taza)
- Anacardos crudos (2 tazas)
- Jarabe de arce (1/3 taza)
- Pistachos (1/2 taza)
- Guayaba (1/2 taza)
- Carne De Coco (2 Tazas)
- Polvo de vainilla (1 cucharadita)
- Dátiles de Medjool sin hueso (4)

Método

- Coloca los ingredientes en la licuadora. Asegúrate de que se forme una masa gruesa.
- Saca un tazón mediano y vierte la mezcla.
- Coloca el recipiente en el congelador durante seis horas.
- Saca del congelador y déjalo en una mesa/mostrador durante 20 minutos para descongelar.
- ¡Disfruta!

Fideos Fritos de Chirivía

Ingredientes

- Polvo de cacao crudo (1 taza)
- Mantequilla de cacao derretida (1/2 taza)
- Néctar de coco (1 cucharada.)
- Anacardos picados (1/2 taza)
- Sal (Una pizca)

Método

- Saca una olla pequeña y agrega la manteca de cacao.
- Agrega el polvo de cacao y comienza a batir durante dos minutos.
- Una vez que esté suave, agrega el néctar de coco y los anacardos. Mezcla por dos minutos adicionales.
- Saca una bandeja (con pergamino) y espolvorea sal en su superficie.
- Vierte la mezcla sobre la bandeja
- Ponlo en la nevera durante 25 minutos y estará listo para servir.
- ¡Disfruta!

Sorbete de Kiwi

Ingredientes

- Kiwis frescos (2 tazas)
- Bananas En Rodajas (3)
- Miel (2 cucharadas)

Método:

- Saca el procesador de alimentos. Agrega la fruta y procesa hasta que quede suave.
- Toma un tazón mediano y coloca la mezcla dentro. Pon en el congelador por al
menos 4 horas
- Ahora, agrega en los tazones para servir y cubre con miel. Haz esto uniformemente.
- ¡Disfruta!

Mantequilla De Banana

Ingredientes

- Puré de banana (1 cucharada)
- Canela (1 cucharada)
- Nueces crudas (1 taza)
- Semillas de calabaza crudas (3 tazas)
- Sal (Una pizca)
- Extracto de vainilla (1 cucharadita)
- Azúcar de coco (3/4 taza)

Método

- Saca la licuadora y ponla a alta velocidad. Ahora, agrega nueces y semillas. Mezcla hasta que esté suave.
- Vierte los ingredientes restantes y mezcla hasta que quede suave.
- ¡Disfruta!

CONCLUSIÓN

Se necesita un compromiso total para hacer con éxito el cambio a una dieta de alimentos crudos. Ayuda mucho si toda tu familia está a bordo. Sin embargo, si no lo están, todavía puedes hacer que esto funcione. Es posible que desees servirles una comida cruda de vez en cuando para que no se sientan excluidos.

El hecho es que una dieta de alimentos crudos es extremadamente saludable para ti y puede ayudar a resolver ciertos problemas de salud como enfermedades del corazón. También puede darte más energía y promover la larga vida. Sin embargo, es importante tener en cuenta que tampoco es para todos. Si deseas hacer el cambio pero no sabes si es seguro, simplemente comunícate con tu médico.

Este eBook está diseñado para brindarte un inicio rápido en el mundo de los alimentos crudos. Recuerda que siempre puedes ampliar tus conocimientos visitando a un especialista, leyendo un libro o incluso buscando en línea. Hay muchas recetas e ideas que ayudarán a que tu transición se realice sin problemas.

Si probaste la dieta y no estás seguro de que sea para ti, quédate con ella durante al menos unas semanas. Es importante mantener un diario para que puedas registrar tu progreso. De esa manera puedes saber si tu salud realmente está mejorando o no. La mayoría de las veces, la salud definitivamente mejorará. Si no es así, es necesario que veas a un médico.

Lo más importante, diviértete con tu nuevo cambio de estilo de vida. Es imprescindible que te hagas cargo de tu salud alimentándote con los alimentos adecuados. La dieta de alimentos crudos puede llevarte un paso más cerca de alcanzar el estado de salud que siempre has soñado.

www.ingramcontent.com/pod-product-compliance
Lightning Source LLC
Chambersburg PA
CBHW070800040426
42333CB00060B/1256